医学教育理论与实践系列丛书

Value–Added Roles for Medical Students

医学生角色增值

原　著　Jed D. Gonzalo · Maya M. Hammoud · Gregory W. Schneider

主　译　吴红斌

译　者（按姓名汉语拼音排序）

陈丽华（北京大学公共卫生学院 / 全国医学教育发展中心）

李腾子（北京大学医学人文学院）

马璇璇（北京大学公共卫生学院 / 全国医学教育发展中心）

沈子曰（北京大学教育学院 / 全国医学教育发展中心）

王　丹（北京大学公共卫生学院 / 全国医学教育发展中心）

王　雨（北京大学教育学院 / 全国医学教育发展中心）

吴红斌（北京大学医学教育研究所 / 全国医学教育发展中心）

肖瑞莲（北京大学教育学院 / 全国医学教育发展中心）

信斯言（北京大学公共卫生学院 / 全国医学教育发展中心）

於金华（九江学院教育学院）

郑　璐（河北省儿童医院）

周海淳（北京大学教育学院 / 全国医学教育发展中心）

祝腾蛟（北京大学第三医院）

U0232499

北京大学医学出版社

YIXUESHENG JUESE ZENGZHI

图书在版编目（CIP）数据

医学生角色增值 / （美）杰德·冈萨洛
（Jed D. Gonzalo），（美）玛雅·哈穆德
（Maya M. Hammoud），（美）格雷戈里·施耐德
（Gregory W. Schneider）原著；吴红斌主译. -- 北京 ：
北京大学医学出版社，2025. 3. -- ISBN 978-7-5659
-3349-3

Ⅰ. R-4

中国国家版本馆 CIP 数据核字第 2025V3842B 号

北京市版权局著作权合同登记号：图字：01-2024-5919

Elsevier (Singapore) Pte Ltd.
3 Killiney Road, #08-01 Winsland House I, Singapore 239519
Tel: (65) 6349-0200; Fax: (65) 6733-1817

医学生角色增值

主　　译：吴红斌

出版发行：北京大学医学出版社

地　　址：（100191）北京市海淀区学院路 38 号　北京大学医学部院内

电　　话：发行部 010-82802230；图书邮购 010-82802495

网　　址：http://www.pumpress.com.cn

E - m a i l：booksale@bjmu.edu.cn

印　　刷：北京瑞达方舟印务有限公司

经　　销：新华书店

责任编辑：赵　欣　　责任校对：靳新强　　责任印制：李　啸

开　　本：787 mm×1092 mm　1/16　印张：10.25　字数：258 千字

版　　次：2025 年 3 月第 1 版　2025 年 3 月第 1 次印刷

书　　号：ISBN 978-7-5659-3349-3

定　　价：60.00 元

版权所有，违者必究

（凡属质量问题请与本社发行部联系退换）

主译前言

2013 年，美国医学会发起成立加速医学教育变革联盟（Accelerating Change in Medical Education Consortium），联盟通过与 37 所美国知名医学院校的深入合作，倡导医学教育变革，旨在从根本上重建医学教育和创新医学人才培养方式，培养满足当今和未来患者和社区需求的医生。为传播医学教育创新思想和实践，联盟于 2019 年底陆续推出医学教育创新系列丛书（MedEd Innovation Series）。这本《医学生角色增值》是这套丛书的第二本（丛书共四本）。

医教协同是当前我国医学教育改革与发展的核心关切，医教协同的关键是医疗卫生系统和教育系统如何协同合作育人（医疗卫生专业人员，其中以医生为代表），而这其中，如何看待和赋予医学生角色、医学生如何为卫生系统增值至关重要。本书从增值角色（value-added roles）这一概念出发，论述了医学生为医疗卫生系统提供价值的必要性和重要性，而这有利于转变和协调医学院校和医疗卫生机构之间的关系。该书阐述和明确了提供真实的临床经验和环境是当今医学教育的重要组成部分，医学教育需要激发教育者为医学生提供真实的职场角色。在本书的第 1 章，作者通过引用国际医疗保健改进协会（Institute for Healthcare Improvement）的四重目标——提高患者照护体验、提高人群健康水平、降低人均医疗保健成本以及改善医生和其他医疗卫生专业人员的工作生活，以说明增值医学教育的重要性；它既增加了卫生系统的价值，又增强了对医学生作为医学教育第三支柱的卫生系统科学的教育。

本书共分为三个部分。第 1 部分为理论（theory）部分。该部分阐述了支撑本书的历史背景和概念基础，其讨论的主题包括增值角色和实践共同体等，以及涉及增值医学教育的相关理论，并结合传统医学教育中医学生的角色系统梳理了医学生角色的演变，进而提出新兴的医学生角色（医学生增值角色）。在此部分，增值医学教育被定义为具有体验性和真实性，并具有对个体和群体健康结局、照护成本或医疗卫生保健系统内其他过程产生积极影响的潜力，同时增强了医学生临床或卫生系统科学方面的知识、态度和技能。增值医学教育的关键在于赋予医学生增值角色。第 2 部分为实践（practice）部分。该部分重点介绍了来自美国各地的 7 个增值医学教育示范项目，每个示范项目为一章。这些项目均来自美国医学会加速医学教育变革联盟院校。对这些项目，均分别从项目概述、项目学习目标、对学生的评价方法、所需资源、项目发展和采取策略以及可行性和可持续性的关键建议等方面进行了论述。第 3 部分为实施（implementation）部分。该部分探讨如何启动和维持一个增值医学教育项目的具体步骤，是实施指南。该部分采用科恩（Kern）的课程开发法和科特（Kotter）的变革管理框架来论述建立、维持和发展增值教育项目的具体方法。

本书提出的相关概念与理论以及提供的增值医学教育项目实例对于我国医学教育改革具有重要的启发和借鉴作用。本书可以作为医学教育工作者、管理者和医学教育研究者的教材或参考书，它为医学教育工作者、管理者和研究者提供了医学教育的相关理论和实用资料。译者认为本书不仅为我们如何创新医学教育项目提供启示，也为我们如何发展医学院校和医疗卫生系统的关系、深化医教协同提供了重要参考。

作为专职从事医学教育研究的教师，我非常荣幸受邀翻译本书。在此，我非常感谢北京大学医学出版社对我的信任与支持。本书的翻译工作是由我在北京大学带领的医学教育研究课题组 WISDOM 共同完成的。本书第 1~13 章的初译者分别是王丹、马璇璇、陈丽华、沈子曰（第 4 章和第 5 章）、周海淳、信斯言、於金华（第 8 章和第 13 章）、王雨、郑璐、肖瑞莲（第 11 章和第 12 章）。为确保本书的翻译质量，初译者之间进行了相互审校，我对本书进行了两轮审校，并邀请北京大学医学人文学院李腾子老师和北京大学第三医院祝腾蛟老师对全书进行了审读。对我和我所带领的课题组来说，本书的翻译是一个很好的学习过程。

本书的出版得到了北京大学医学出版社的大力支持，在此深表感谢！这是我第七次与北京大学医学出版社合作翻译国外医学教育著作，出版社教育出版二部主任赵欣对医学教育工作的严谨与认真让我敬佩。期待更多的医学教育工作者加入医学教育学术共同体，并期待我国医学教育工作者在借鉴和翻译国外著作的基础上，也能陆续推出我国医学教育领域的学术著作，为医学教育领域的学术繁荣贡献中国智慧。

由于译者水平和时间等限制，本书的翻译难免存在错误、疏漏或其他不足，敬请读者批评指正。

吴红斌

wuhongbin@pku.edu.cn

2024 年 4 月

美国医学会（American Medical Association，AMA）加速医学教育变革联盟（Accelerating Change in Medical Education Consortium）正在努力创造新的医学人才培养方法，以最终改善患者结局。我们的联盟在许多领域都有了重大创新，这些创新成果已被多所学校采用。为了帮助传播这些创新思想，我们很高兴地推出一系列书籍，以帮助其他医学院校以及教育与培训项目了解这些思想。

"AMA MedEd 创新系列"为本地医学教育提供了经过 AMA 加速医学教育变革联盟检测和改进完善的实用创新指导。本书是该系列的第二本。未来的主题将包括创建学业指导项目的方法、提升教职员工的变革管理水平、实施卫生系统科学教育以及将电子病历纳入课程。

《医学生角色增值》介绍了院校医学教育中角色增值的理论基础、创建项目评估和评价工具的方法，收集了全美各地 7 个示范项目，并概述了增值医学教育项目的实施过程，以及所需的资源和成功技巧。

我们很高兴出版"AMA MedEd 创新系列"的第二本书，并期待了解您在您的机构实施角色增值时的经验。

Susan E. Skochelak，MD，MPH
美国医学会首席学术官

原著前言

我们很高兴推出了这本《医学生角色增值》。

过去几十年来，美国及其他地区的医疗保健系统已历经诸多变革，这些变革促使医学教育工作者调整并重塑为医学生提供的框架和机会。随着医疗保健系统的不断发展，卫生系统科学已经成为学生和住院医师的第三支柱，要求医生和其他医疗保健专业人员具备"系统性准备就绪"的知识、态度和技能。由于临床实践环境对于学习和职业发展至关重要，教育工作者一直希望为学生找到在这些环境中提供有意义的患者照护和学习卫生系统科学的机会。这些机会代表了"角色增值"，其中囊括了对当地医疗保健环境和学生教育的价值。

2016年，美国医学会（AMA）加速医学教育变革联盟的32所美国医学院在全国范围内举行了为期两天的会议，探讨了增值医学教育。与会者确定了与学生工作价值、角色相关的潜在利益相关者，以及学生可以执行的为卫生系统增加价值的任务，包括关键障碍和相关策略，旨在推动医学本科教育中增值角色的发展。这本关于角色增值的书籍也是联盟工作的一部分，延续了最初那次会议的传统。

本书第1部分介绍了院校医学教育中角色增值的理论基础以及创建项目评估和评价工具的方法。第2部分展示了来自全美各地的7个示范项目，这些机构已成功地为他们的学生提供了增值角色，如患者导医员、实践改进冠军、微系统和跨专业医疗团队成员等。第3部分提供了增值医学教育计划的实施过程概述，包括所需的资源和成功技巧。

我们希望您能在探索和启动自己的增值医学教育计划时，发现这本书有所帮助。

Jed D. Gonzalo，MD，MSc
Maya M. Hammoud，MD，MBA
Gregory W. Schneider，MD

本书的主编和作者要感谢美国医学会（AMA）的 Sarah Ayala 在项目管理方面的贡献。若非她的倾力付出，本书将无法问世。我们还要感谢 AMA 的 Victoria Stagg Elliott 在拼写和用词上的校对。感谢"AMA MedEd 创新系列"主任 Kevin Heckman 对本书的支持。我们还要感谢 AMA 加速医学教育变革联盟的成员，他们为本书的创作做出了贡献。最后感谢 AMA 医学教育集团副总裁 Susan E. Skochelak，若没有她的卓越领导力，联盟乃至本书的诞生都将无从实现。

Barbara Blatt, MEd
Penn State College of Medicine
Chapter 4 Students as Patient Navigators: The Penn State College of Medicine

Kelly Bossenbroek Fedoriw, MD
University of North Carolina School of Medicine
Chapter 6 Primary Care Quality Improvement: The University of North Carolina at Chapel Hill

Luther Brewster, PhD
Florida International University Herbert Wertheim College of Medicine
Chapter 7 Household-Centered Service-Learning: Florida International University Herbert Wertheim College of Medicine

David R. Brown, MD
Florida International University Herbert Wertheim College of Medicine
Chapter 7 Household-Centered Service-Learning: Florida International University Herbert Wertheim College of Medicine

Anna Chang, MD
University of California San Francisco
Chapter 2 Current and Emerging Models; Chapter 8 Early Medical Students as Clinical Microsystem Agents of Change—Improving Quality, Value, and the Patient Experience: University of California, San Francisco, School of Medicine

Ami L. DeWaters, MD
Penn State College of Medicine
Chapter 4 Students as Patient Navigators: The Penn State College of Medicine

Deanna Dubots, MEd
Penn State College of Medicine
Chapter 4 Students as Patient Navigators: The Penn State College of Medicine

Jesse M. Ehrenfeld, MD, MPH
Medical College of Wisconsin
Chapter 13 Improving and Growing Value-Added Roles

Jamie Fairclough, PhD, MPH, MSPharm
Roseman University of Health Sciences College of Medicine
Chapter 3 The Role of Program Evaluation in Valued-Added Medical Education: Overall Outcomes and Connections to the Assessment of Learning

Jennifer K. Green, MD, MPH
Vanderbilt University Medical Center
Chapter 9 Plan-Do-Study-Act: Vanderbilt University School of Medicine

Jed D. Gonzalo, MD, MSc
Penn State College of Medicine
Chapter 1 Concept of Value-Added Roles: Creating a Community of Practice; Chapter 2 Current and Emerging Models; Chapter 4 Students as Patient Navigators: The Penn State College of Medicine; Chapter 11 Vision and Planning Value-Added Roles

Heidi Gullett, MD, MPH
Case Western Reserve University School of Medicine
Chapter 5 Students as Patient Navigators: Case Western Reserve University School of Medicine

Maya Hammoud, MD, MBA
Hammoud Medical Consulting PLLC
Chapter 12 Launching and Sustaining Value-Added Roles

Joy H. Lewis, DO, PhD
A.T. Still University, School of Osteopathic Medicine in Arizona
Chapter 10 Community Health in Action: A.T. Still University's School of Osteopathic Medicine in Arizona

Rosalyn Maben-Feaster, MD, MPH
University of Michigan Medical School
Chapter 12 Launching and Sustaining Value-Added Roles

Brian J. Miller, MD, MBA, MPH
The Johns Hopkins University School of Medicine
Chapter 13 Improving and Growing Value-Added Roles

Suzanne Minor, MD
Florida International University Herbert Wertheim College of Medicine
Chapter 11 Vision and Planning Value-Added Roles

Shana Ratner, MD
University of North Carolina School of Medicine
Chapter 6 Primary Care Quality Improvement: The University of North Carolina at Chapel Hill

Stephanie Rennke, MD
University of California San Francisco
Chapter 8 Early Medical Students as Clinical Microsystem Agents of Change—Improving Quality, Value, and the Patient Experience: University of California, San Francisco, School of Medicine

Judee Richardson, PhD
American Medical Association
Chapter 3 The Role of Program Evaluation in Valued-Added Medical Education: Overall Outcomes and Connections to the Assessment of Learning

Heather A. Ridinger, MD
Vanderbilt University School of Medicine
Chapter 9 Plan-Do-Study-Act: Vanderbilt University School of Medicine

Sally Santen, MD, PhD
Virginia Commonwealth University School of Medicine
Chapter 3 The Role of Program Evaluation in Valued-Added Medical Education: Overall Outcomes and Connections to the Assessment of Learning

Jan Lee Santos, MD, MHA, MA
University of North Carolina School of Medicine
Chapter 6 Primary Care Quality Improvement: The University of North Carolina at Chapel Hill

Gregory W. Schneider, MD
Florida International University Herbert Wertheim College of Medicine
Chapter 1 Concept of Value-Added Roles: Creating a Community of Practice; Chapter 2 Current and Emerging Models; Chapter 7 Household-Centered Service-Learning: Florida International University Herbert Wertheim College of Medicine; Chapter 11 Vision and Planning Value-Added Roles

Amy W. Shaheen, MD, MSc
University of North Carolina School of Medicine
Chapter 6 Primary Care Quality Improvement: The University of North Carolina at Chapel Hill

Leslie Sheu, MD
University of California San Francisco
Chapter 3 The Role of Program Evaluation in Valued-Added Medical Education: Overall Outcomes and Connections to the Assessment of Learning; Chapter 8 Early Medical Students as Clinical Microsystem Agents of Change—Improving Quality, Value, and the Patient Experience: University of California, San Francisco, School of Medicine

Anderson Spickard, III, MD, MS
Vanderbilt University School of Medicine
Chapter 9 Plan-Do-Study-Act: Vanderbilt University School of Medicine

Carol A. Terregino, MD
Rutgers Robert Wood Johnson Medical School
Chapter 12 Launching and Sustaining Value-Added Roles

Kate Whelihan, MPH
A.T. Still University, School of Osteopathic Medicine in Arizona
Chapter 10 Community Health in Action: A.T. Still University's School of Osteopathic Medicine in Arizona

Daniel R. Wolpaw, MD
Penn State College of Medicine
Chapter 1 Concept of Value-Added Roles: Creating a Community of Practice

Deborah Ziring, MD
Sidney Kimmel Medical College Thomas Jefferson University
Chapter 12 Launching and Sustaining Value-Added Roles

目　录

第 1 部分

理　论

第 1 部分阐述了支撑本书的历史背景和概念基础。讨论的主题包括角色增值和实践共同体的概念，涉及增值医学教育的教育理论，以及历史和新兴的基于医学生角色增值的例子。开篇一章提供了一个关于可用于角色增值学习机会的概述，重点强调了卫生系统科学和扩大医学生教育经历的紧迫性。这一章阐述了角色增值为何有潜力提高学生的教育水平并为当地医疗保健系统赋能。第 2 章从历史视角描述了医学生角色增值的演变。第 3 章侧重于胜任力、评价和项目评估，着重于制定评估计划和使用评估框架来创建强大且持续的质量改进过程。

第 1 章

角色增值的概念：创建一个实践共同体

Jed D. Gonzalo, Gregory W. Schneider, Daniel R. Wolpaw

学习目标

1. 定义医学生的角色增值和任务。
2. 描述美国医学教育中角色增值和任务的演变，以及创造和扩展这些关键学习机会的紧迫性。
3. 确定嵌入角色增值的学生关键学习领域，特别是与卫生系统科学、临床科学和医学人文相关的领域。
4. 将角色增值和任务置于影响学生动机和学习参与的教育理论背景中，例如实践共同体和班杜拉的自我效能这一概念。

提纲

本章提要

在这一章，我们描述和探讨了增值医学教育的概念，其中包括医学生在临床工作环境中的角色和任务，这些角色和任务可以增加医疗服务过程的价值，同时也允许学生学习临床和基于系统的能力。我们介绍了影响学生在临床经历（例如实习）中所扮演角色的几个关键事件，以及团队工作责任和实境参与下降的趋势。运用实践共同体的概念框架，我们描述了学生角色和任务与医疗保健系统及临床环境内的临床医生之间的关系，以及学生参与和动机对患者照护及学习新技能的贡献。本章在对后续章节进行概要后结束，并提出学生和教育工作者如何应用本书推进美国医学教育的建议。

引言

医疗保健系统面临复杂的适应性挑战，医学教育需要在这种背景下发展。医疗保健系统需要在不断变化的经济和监管环境中，努力实现国际医疗保健改进协会（Institute for Healthcare Improvement，IHI）的三重目标：提高患者照护体验和人群健康水平，同时降低人均医疗保健成本[1-2]。另外，包括美国医学会在内的一些机构支持将三重目标扩展为四重目标，其中包括改善医生和其他医疗保健专业人员的工作生活。为了保持有效性和相关性，医学院和相关医疗卫生学术系统必须承担重新创建课程的艰巨挑战，以适应转型中的照护环境中领导和实践的要求[3]。虽然生物医学教育不可或缺，但已不足以应对发展需求。毕业生需要了解并在一个不断变化的医疗保健世界中发挥作用。我们认为，在这个过程中能否取得成功将取决于教育领导者能否成功解决两个未满足的需求：①创造为卫生系统增加价值的学习体验；②优先考虑并改进未来医生在卫生系统科学（health systems science，HSS）方面的教育，包括人群和公共卫生、卫生系统改进和以价值为基础的照护等概念[3-4]。这本由美国医学院校领导撰写的教科书提供了对"增值医学教育"的重新构想，通过为学生创造体验的方式，既增加了卫生系统的价值，又增强了 HSS 的教育。我们预计这本书将提供指导，并推动该领域的发展，以便我们所有人都能在这个世纪，以有利于患者和人群的方式来教育医务工作者。

迫切需求

在过去的 50 年里，医学生为医疗保健系统做出贡献的方式发生了变化。在 20 世纪初期，医学学术中心的医学生通常处于一种非常边缘的角色。随着时间的推移，这种状态发生了变化，特别是在战时劳动力短缺的情况下，学生帮忙填补了各种医疗方面的空缺[5]。学生对患者照护的贡献取决于满足那些未被满足的需求，学生所执行的角色和任务为医疗服务过程提供了"增值"。他们协助住院医师在基于医院的病房中执行许多常规任务，包括换药、采血、心电图和病历记录。他们通常被视为团队的一部分。医生和其他医疗保健专业人员依赖于学生减轻负担并提供基本医疗。这些都是真实的角色，由充满感激的住院医师和工作人员进行指导，真正为患者、照顾者和学生增加了价值。

在过去的几十年中，学生为患者日常照护工作做出贡献的机会明显减少。为了改善照护过程并使之标准化，法律、财务和监管领域已经将许多以前的学生活动重新定义为"高风险"，严重限制了学生对医疗保健团队做出有意义的贡献[6-7]。当今，无论是预科阶段还是临床阶段，学生进入临床轮转主要是作为观察者。他们与主诊医师联系，观察、学习并最终实践"医生技能"（例如采集病史和体格检查）、职业素养，以及医患关系的关键方面。这种获取临床经验的学徒式方法需要临床教师花费时间和技能来适当地指导和教育学生。这个过程可能会降低临床教师的临床效率并对其工作效率产生负面影响，从而在临床环境中引起对学生存在的紧张感[8]。因此，几乎所有学生工作都被归为医疗保健团队的边缘和非必要角色。在这种范式下，只有当学习者最终能够做出独立的、基于临床的决策时（例如制定诊断或治疗计划），才能成为团队中受重视的贡献者——这种自治水平只有经过大量实践和培训才能达到。这种成为"医生贡献者"的转变需要多年时间才能实现，并且通常直到住院医师阶段才会发生。

医学生是资产还是负债？

随着临床工作效率压力增大、监管法规强化、责任风险凸显以及医学生做出有益贡献的机会减少，医学生教育对医疗团队运作效能的影响受到日益严格的审视（图 1.1）。大多数学徒模式需要临床环境，医疗团队领

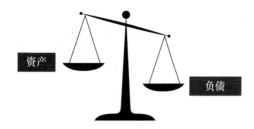

图 1.1　医学生在当今的临床环境里是资产还是负债？　这个问题在当今美国的医学院校和医学学术机构是非常重要的，特别是在医生临床压力增大，而学生工作自主性减少的时代

导者需要考虑如何在这些临床学习环境中限制成本和提高效率。尽管有些研究已经过时，但有几项研究表明，临床教师在教授医学生和毕业后培训学员方面所花费的时间显著限制了他们的临床效率和生产力。据估计，总成本可能增加 25%，远远超过学费[9]。此外，有几项研究估计，门诊诊所中学生的存在可能每天增加 60 分钟的额外工作量，给临床教师带来额外负担[10]。

根据历史叙述和这些实践研究，我们可以公正地认为，在过去的半个世纪中，对于医学生，其资产负债平衡已经发生了变化。这一观察结果不仅仅是学术上的，而且是医学教育实践中的一个重大挑战。当医学生被视为实践共同体的积极贡献者，并且他们自身也持有这样的认知时，他们便有机会体验到对职业发展至关重要的参与感和内在动力。这是一个复杂的适应性挑战，不能通过对旧模型进行改进来解决。我们认为，解决这一挑战的关键在于我们对健康和疾病决定因素理解的深入与演进，以及卫生系统为解决这一理解所做出的不断努力。同时，我们的学生所展现出的能力和贡献同样至关重要。创造真正意义上有价值的学生角色，需要医学教育和医疗保健系统中多种利益相关者心态的转变。在本书中，我们提出概念化和推进增值医学教育的想法，即创造能够为医疗保健系统增加价值的角色和任务，并真正将学生视为资产。

医学生如何增加价值？

若仅从被动的学徒模式这一角度来审视学生的角色，则很难想象他们如何能为医疗环境贡献价值。因此，通过多种视角将增值教育的框架定位为复杂的适应性挑战至关重要。这些不同的观点不仅开启了新思路，而且有助于促进教育、医疗保健系统、患者和人群需求之间的有意义的协调（表 1.1）[11-12]。我们预计，这些视角矩阵将对课程开发人员和卫生系统领导者在设计、实施和评估新的/改进的角色增值及项目时有所帮助。

考虑的视角

患者——我们卫生系统中的患者可以从学生的贡献中受益，改善他们的照护体验和结果。

临床教育者和教师——尽管有些研究表明学生在临床环境中会"拖累"导师，但也有一些新兴策略可以让学生提高导师的效率。此外，许多导师在教育下一代医生时感到快乐和满足。

临床现场——临床情境中的学生可以被分配到改善医疗流程、结果（如群体健康倡议）或基于社区的外围工作。

医院或医学学术中心——可以想象出几个可能的好处：①有意义的学生参与医疗流程，通过承担一系列通常资源紧张的角色（如出院沟通、社区组织管理和资源协调等），能够为医疗保健系统带来实际益处。②学生参与和服务性学习项目有助于支持外展计划或其他当地组织的合作伙伴关系。例如，一家医院可能会与当地社区农场合作，推出食品处方计划，而学生在该计划的实施中发挥着重要的作用。③许多患者更倾向于选择在以教学为主要任务的学术型医院接受治疗。

医学生——在临床实践现场融入角色增值和任务的学生可以通过体验和巩固新的

表 1.1		角色增值在卫生系统中的利益相关者、益处和成本	
利益相关者		**益处**	**成本**
卫生系统	患者	• 提高诊疗效果 • 改善患者体验 • 较低的资源使用或照护成本	• 对学生项目的不适或不满 • 过程中的压力和不适
	临床教育者	• 提高工作效率 • 在完成学生教育的社会责任中获得满足感 • 增强工作经验	• 临床工作效率降低 • 所需的额外资源 • 对指导角色质量的担忧
	临床或社区卫生服务点	• 加强质量改进计划和资源 • 加强与社区资源计划的伙伴关系	• 学生参与及工作所需的资源和时间
	医院系统	• 改善与社区和邻近卫生系统的关系 • 通过优化使用学生和节省其他人力资源来提高效率	• 资助项目的时间和资源
教育系统	学习者	• 提高对 HSS 的知识、技能和态度 • 改善职业角色认同的态度 • 对潜在变革相关事件的态度改善 • 提高职业发展的内在动力 • 加强医疗专业的公民责任感	• 其他课程的竞争需求 • 执业资格考试的竞争需求 • 执行以患者为中心的任务时产生的恐惧和焦虑
	医学教育者	• 提高 HSS 的知识和技能，从而促进对其他学习者的教育	• 投资学习新概念
	医学院校	• 加强新倡议中的知识和技能 • 创造有教育意义的医学生临床工作 • 在履行对社区的社会承诺方面提高公信力	• 其他课程倡议的竞争需求 • 额外的教师和员工时间来推进项目

HSS，卫生系统科学

来源：Gonzalo JD，Dekhtyar M，Hawkins RE，Wolpaw DR. How can medical students add value?Identifying Roles，Barriers，and Strategies to Advance the Value of Undergraduate medical education to patient care and the health system. Acad Med. 2017；92（9）：1294-1301. doi：10.1097/acm.0000000000001662
这个框架的一部分是基于 Ogrinc 等的工作而得出的[12]。

临床和 HSS 能力以及发展他们的职业认同，作为医疗团队中真正的参与者而受益。

医学教育者——通过与学生合作，在临床实践中扮演能为患者照护带来实际益处的角色、完成相关任务，临床医师不仅可以提升指导技能，还能积累新的知识和实践经验，尤其在 HSS 领域。此外，那些富有经验的一线教育者能够推动医学教育所需的变革，从而帮助学习者更好地提升患者的结局。

医学院校——为学生创造符合最佳教育科学的、有意义的角色增值，能够支持创新和教育领导文化，同时加强与卫生系统的互惠关系，推动毕业生实现他们的愿景。这样，毕业生将能够在复杂、变化多端的环境中蓬勃发展，并改善患者和群体健康。

定义医学生的角色增值和任务

在关于医学生如何增加价值的不同观点背景下，本书的主要重点是患者照护和学生教育。学生们带着卓越的能力和开始从事自己职业的动力进入医学院。传统的课程方法很大程度上忽略了这些特征，重点是内容学习和临床技能，持续时间长达 2 年。学生们进入他们的实习期，渴望应用他们初生牛犊不怕虎的医生技能，但往往缺乏与刚进入医学院时一样的参与感和兴奋感[13]。事实上，参与患者照护的活动并不需要等到医学院的后期，可以在医学院的第一个月内进行。近年来，医学教育者和领导者一直在推荐和阐述学生如何通过体验式学习以在照护过程中做出积极贡献[6]。"增值医学教育"的概念平衡了学生教育与为卫生系统做出贡献的潜力。增值医学教育被定义为：

> 具有体验性和实境性，并具有对个体和群体健康结局、照护成本或医疗卫生保健系统内其他过程产生积极影响的潜力，同时增强了医学生临床或卫生系统科学方面的知识、态度和技能[8]。

角色增值和任务的概念框架

在医学教育的情境下，有几个概念框架有助于帮助和扩展我们对角色增值和任务的理解。图 1.2 描述了传统美国医学生角色和

协同工作的跨专业团队成员之间共同合作以改善患者健康的关系。该过程的特点是将临床医生的技能和专业知识融入一个协作照护团队中[8]。

在学徒制模式（图 1.2 的左侧）中，医学生在"迷你医生"路径中接受教育。学生跟随主诊医师，从以医生为中心的视角看待卫生系统，并在获得胜任力后，即经过多年的教育后，才进入临床实践医疗团队。然而，我们正在进入一个更加复杂的医疗协调时代，这不仅是由质量和安全考虑而驱动的，而且还受到患者和人群多方面需求的影响。越来越多的人关注跨专业协作医疗团队，并意识到需要积极解决患者健康照护中的社会、财务和后勤障碍。在这种情况下，我们相信医学生可以通过同时学习和执行有意义的医疗保健任务，成为医学院早期的贡献团队成员（图 1.3）。学生可以体验真正的协作，而不仅仅是在课堂上观察或研究该过

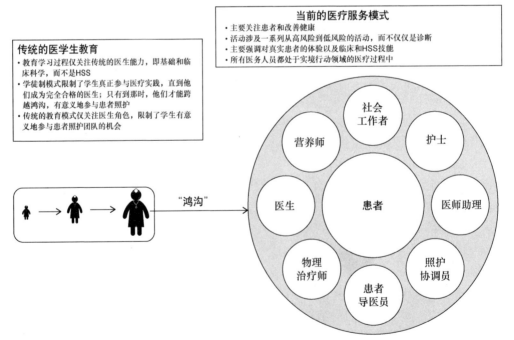

图 1.2　传统的以医生为中心的医学教育和当前的医疗服务模式之间的现有鸿沟的概念框架　来源：Gonzalo JD，Thompson BM，Haidet P，Mann K，Wolpaw DR. A constructive reframing of student roles and systems learning in medical education using a communities of practice lens. *Acad Med*. 2017；92（12）：1687-1694. doi：10.1097/acm.0000000000001778.

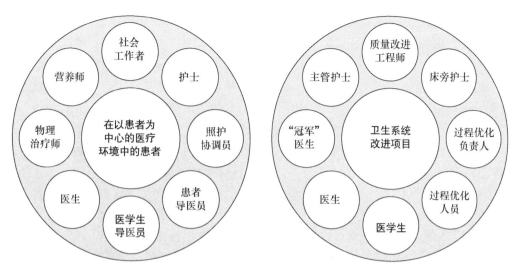

图 1.3　医学生角色增值的示例　在第一个示例中，学生可以融入门诊情境中的初级医疗团队。具体任务包括与患者交谈、识别潜在的医疗障碍、设计特定的干预措施来克服障碍、促进临床工作人员之间的沟通，并确定医疗领域可以改善的范围。学生的监督和指导可以由多个医务人员进行，而不是要求医生担任主要导师。在第二个示例中，学生可以融入质量改进团队，为持续的绩效改进做出贡献。具体任务包括就问题根源访谈一线员工、了解阻碍改进的挑战/障碍、头脑风暴式地设计改进策略以及为改进计划做出贡献。监督和指导可以由多个医务人员进行，包括质量改进人员。［来源：Gonzalo JD，Thompson BM，Haidet P，Mann K，Wolpaw DR. A constructive reframing of student roles and systems learning in medical education using a communities of practice lens. *Acad Med*. 2017；92（12）：1687-1694. doi：10.1097/acm.0000000000001778.］

程，并且在团队中被医生视为同事，而不是学徒。此外，由于相互依存的团队成员是卫生系统的实际贡献者，因此学生有机会做出合法贡献并改善患者健康。我们想象一个世界，在这个世界里，没有医学生会被团队视为不良事件而因此导致团队功能变差；而不是在目前形势下，学生的存在常常被视为团队功能的负担（通过增加系统负荷）。

有几种让学生担任增值角色的机会，例如患者导医员、健康教练、质量改进团队成员或紧急医疗技术人员（图 1.3 中显示了两个示例）。这些角色作为"力量倍增器"，为非医生角色（例如医疗管理员和协调员）的临床情境和项目增加了价值。学生还可以通过患者教育、心理或情感支持以及协助促进照护或资源的获取，在某些情况下提供通常不提供的服务。在这些角色中，学生可以以符合当前卫生系统需求的方式为团队做出贡献，包括减少再入院率、改善照护过渡以及

改善患者健康和满意度。我们建议，通过朝着这些增值角色的方向发展，学生可以真正地贡献他们的知识、态度和技能，同时学习与 HSS 相关的概念。

教育收益——卫生系统科学作为进入角色增值的"护照"

随着美国医疗保健服务中团队照护模式的发展，我们认为现在是时候探索医学生角色如何增加卫生系统价值，并在基于系统的学习中发展未来医生的知识、技能和心态[14]。在过去的 30 年中，政策制定者、教育工作者、系统领导者和学生一直呼吁更多关注医疗系统的学习，并更好地将医学教育与患者和卫生系统的需求相一致。为了响应这些建议，除了基础和临床科学之外，"第三科学"——卫生系统科学（HSS）已经成为一个全面的框架来加速变革[3,14]。HSS

为成功应用生物医学科学提供了必要的基础，并实现了 IHI 三重目标的愿景。HSS 包括群体健康、卫生保健政策、系统思维、经济学、成本估量、高价值医疗、卫生系统改进和跨专业团队合作等概念。它为医学生提供了发展重要知识、态度和技能的新机会，这些知识、态度和技能不一定需要高风险的医疗诊断和治疗。

HSS 框架（图 1.4）将以前分散的系统的相关能力紧密地结合在一起[15]。目前，它正在被数十个院校医学教育（UME）和毕业后医学教育（GME）项目使用，并影响多个国家倡议。许多 HSS 能力已经在多年前就成为医学教育的一部分，例如美国毕

业后医学教育认证委员会（ACGME）基于系统的实践（SBP）能力。然而，医学教育在实施和运行这些基于系统的学习这个方面，仍然面临重大挑战[16-17]。HSS 相关能力通常被归类为课程的边缘领域，并且在很大程度上依赖于当地环境，而这需要考虑课程优先性和能提供的专业体验。这种"附加"方法导致医学生的学习分散，我们认为这损害了他们的职业发展并限制了他们对患者健康的贡献。研究还表明，美国医学生注意到这些差距，并报告在卫生保健系统、经济、医疗管理和实践管理方面接受教育的不足。

角色增值及任务是实现 HSS 学习和职业发展的主要手段。在医学院开始的几周

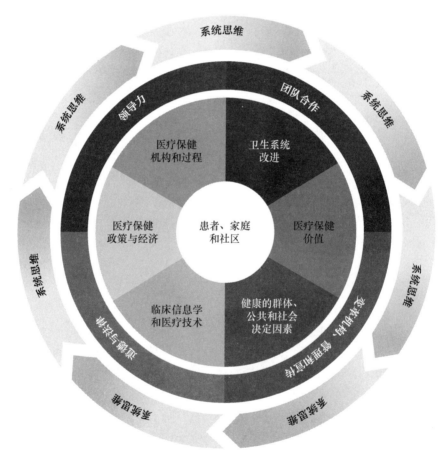

图 1.4　卫生系统科学框架　这张图描述了卫生系统科学（HSS）12 个不同的能力领域。6 个内部饼图块包括核心能力领域，而圆圈周围的 4 个领域为交叉领域。系统思维环绕着所有部分，展示了这个能力在 HSS 框架中凝聚及全面的作用。当然，患者、家庭和社区位于中心位置（使用得到美国医学会授权。

内，即传统医生培养之路刚刚开始的时候，学生就可以与非医疗保健专业人员合作，为患者做出真正有意义的贡献。作为国家努力的一部分，促进 HSS 教育的许多美国医学院正在开发这些体验式学习的机会，目标是：①推进 HSS 学习；②建立临床科学基础；③最重要的是，支持职业认同形成过程，来反映我们转型中的医疗保健世界（请参见本书后续章节）。我们还相信，与这些运作良好的卫生保健团队建立联系并为需要帮助的患者做出贡献的早期机会，证实并激发了学生学习 HSS 的动机。

多项研究证明了角色增值与 HSS 学习之间的一致性。例如，在宾夕法尼亚州立大学医学院（见第 4 章），医学生作为患者导医员融入跨专业医疗现场。这些学生报告了在 HSS 和临床技能方面的广泛学习，包括跨专业协作、沟通、卫生保健系统的背景、高价值医疗和健康社会决定因素。我们认为，这些真实、有贡献的经历对于"协作有效、系统性准备就绪的医生"的职业发展至关重要[18]。

临床片段

一名一年级的医学生作为患者导医员被分配到物理医学和康复医院。在她的角色中，她被指定由一位医疗协调员担任导师。学生作为患者导医员的角色，需要扩展临床团队并执行一些活动，以帮助患者达到预期的结果，同时学生仍在学习。学生的一些任务包括为即将出院的患者执行家庭安全评估。这些患者中的许多人有新的功能需求，他们的家庭可能需要配备新的功能以确保安全、持续恢复和足够的功效。此外，患者可能有几个健康的社会决定因素，为了达到最优的出院和过渡条件，需要医疗团队解决。学生患者导医员被分配到新患者，在电子病历中查看与患者病例相关的所有数据。然后与患者进行面谈以建立信任关系，确定患者可能有的任何需求，并开始家庭评估。在出院前与患者在康复医院会面后，学生及其同学（或其他临床团队成员）进行家访。面谈和家访后，学生患者导医员会在电子病历中记录这些经历，确定医疗中可能存在的任何潜在问题或患者需求以及解决这些需求的计划。然后，学生会在跨专业医疗团队汇报中介绍病例。

这个场景说明了医学生如何成为临床团队的一员，以协助患者满足其需求并在学习的同时扩展团队的工作。通过这些经历，学习将涵盖广泛的能力范围，从病史采集（包括健康的社会决定因素）到在电子健康档案中进行记录，以及开始培养照护过渡、患者安全、跨专业协作、职业素养和系统思维等能力（表 1.2）。

作为系统公民的一种新职业认同

当前医疗环境的复杂性和我们对健康与疾病科学理解的深入，要求我们重新审视医生和治疗师的含义。有一个不断发展的共识，即单独的传统生物医学专业知识不足以满足患者和群体的健康需求。2013 年，Catherine Lucey 主张医学教育从培训"个体独立的专家医生"转向培养"协作有效的系统医生"[19]。虽然需要医生专业知识的增长，但越来越多的人认为，我们看待职业认同的视角需要在我们生活和工作的医疗环境（或"国家"）中增长及适应。我们需要思考成为该国一个积极参与的系统公民意味着什么[20-22]。Peter Senge 最初提出，系统公民在跨界建立真正的伙伴关系，看到相互依存的模式，辨别系统如何运作，并与他人联系，从而投入旨在实现结果的进程当中[23]。他们不仅关心个体患者，还知道在发展的医疗系统中该如何表现，并有动力去成长且为医疗保健系统的进步与发展做出贡献。正如"数字原住民"是在信息技术文化和语言中出生及成长的人一样，我们设想医学生参与真实、形成性的协作，使他们成为非常了解医疗保健系统和跨专业合作的语言及文化的"HSS 原住民"[24]。

结论及后续章节

医学生在学习和成长为协作型医疗保健

表 1.2　角色增值的能力网格	
卫生系统科学领域	**角色增值中的能力**
患者的经历和背景 ● 患者的经历和价值观 ● 患者的行为和动机	√
医疗卫生服务 ● 服务的机构 ● 服务的过程	√
卫生保健政策和经济 ● 政策 ● 经济学与薪酬	√
健康的群体、公共和社会决定因素 ● 健康的社会决定因素 ● 公共卫生 ● 群体健康与提高	√
临床信息学与医疗技术 ● 信息学 / 数据分析 ● 决策支持 / 循证医学 ● 技术和工具	√
医疗保健价值 ● 质量的原则及维度 ● 成本与支出 ● 评价 / 指标	√
卫生系统改进 ● 改进原则、过程和工具 ● 数据及测量 ● 创新与学术	
系统思维	√
变革机构、管理和宣传	√
道德和法律	
领导力	
团队合作	√
临床科学 与患者 / 跨专业医疗团队进行有效沟通	√
全面评估及诊断患者问题的根本原因	√
与患者建立诊疗关系	√
职业素养 在非正式和基于临床的环境中与患者、工作人员和临床医生进行专业互动	√
在电子病历中及时、准确地记录与患者的见面	√
参与一项跨专业的医疗团队正在进行的工作并做出贡献	√
展示基于实践的学习策略，以实现持续的长期增长	√

专业人员的过程中，为卫生系统和患者创造价值的契机，正处于医疗系统变革、医学教育进步和医生职业身份演变的交汇点上。要利用这个机会的巨大潜力，则需要一个新的愿景，这一愿景应以系统思维和新兴的卫生系统科学领域作为支撑。随后的章节旨在提供具体的策略、示例和指南，以推动这一重要议程向前发展。

核心要点

1. 需要紧急采取措施，确保医学生参与有意义的临床工作，为患者照护做出贡献并加强自己的教育。许多学生的经验往往停留在边缘且非必要的临床角色中。

2. 从医学院的第一天开始，学生就可以参与以患者为中心的体验，帮助患者了解卫生系统科学、医疗保健系统的复杂性，在做出改变以及为患者照护提供增值服务时了解患者的需求，并为卫生系统做出贡献。

3. 实践共同体和自我效能可以作为有用的概念框架，用于构想和设计增值的学生角色。

4. 被广泛接受的国际医疗保健改进协会的三重目标和群体健康提高计划应作为医学学术中心的使命和规划的基石。这些基石的融入创造了与卫生系统协调一致的体验式教育活动的机会。

5. 系统公民的概念概括了在医疗转型环境中不断发展的职业素养和职业认同的需求和愿望。

进一步思考的问题

1. 我们如何加快从传统的医生专业发展路径向融入系统公民理念的协作式、体验式发展路径的转变？

2. 我们如何创建临床学习环境来支持和验证这种不断发展的职业认同愿景？

3. 我们如何更好地鼓励医学教育工作者和当地卫生系统在临床医疗单位中以有意义的方式纳入学生？

4. 我们如何减少障碍并改进教育工作者和临床医生将卫生系统科学更系统地纳入医学院课程的激励措施？

5. 是否有可能在全国范围内推行更统一的课程或评价举措，以推动为学生创造增值教育经历，而非每个学校建立一个自己的体系？

注释参考文献

Dornan T, Boshuizen H, King N, Scherpbier A. Experience-based learning: a model linking the processes and outcomes of medical students' workplace learning. *Med Educ*. 2007;41(1):84–91. https://doi.org/10.1111/j.1365-2929.2006.02652.x.

这篇开创性的文章强调了医学教育中实境体验式学习的机会随着时间的推移而变化的趋势。作者提供了一个有效的工作场所学习模式，并倡导他们所谓的"支持式参与"，在这种模式下，学生在获得自信、动力和职业认同感所需的帮助和资源的同时，获得了实践能力。

Gonzalo JD, Thompson BM, Haidet P, Mann K, Wolpaw DR. A constructive reframing of student roles and systems learning in medical education using a communities of practice lens. *Acad Med*. 2017;92(12):1687–1694. https://doi.org/10.1097/ACM.0000000000001778.

利用实践共同体理论的关键特征，作者对比了医学生当前和新的体验式学习角色。他们提出了"增值临床系统学习角色"（value-added clinical systems learning roles）的概念，以此为学生提供机会，在患者和群体层面学习卫生系统科学的同时，为患者照护做出有意义的贡献。

Gonzalo JD, Dekhtyar M, Hawkins RE, Wolpaw DR. How can medical students add value? Identifying roles, barriers, and strategies to advance the value of undergraduate medical education to patient care and the health system. *Acad Med*. 2017;92(9):1294–1301. https://doi.org/10.1097/ACM.0000000000001662.

本文总结了 2016 年美国医学会加速医学教育变革会议的要点，与会者在会议上探讨了增值医学教育。教育者、AMA 工作人员、学生和系统领导者的会议确定了学生潜在的新学习角色，并指出了推进增值医学教育的 6 个优先领域。

Gonzalo JD, Graaf D, Johannes B, Blatt B, Wolpaw DR. Adding value to the health care system: identifying value-added systems roles for medical students. *Am J Med Qual*. 2017;32(3):261–270. https://doi.org/10.1177/1062860616645401.

这项研究提供了一个为期 2 年的调查结果。调查人员参观了多个临床基地，并采访了利益相关者，了解他们对学生在其基地中增强系统角色的看法和想法。主题分析揭示了新系统角色的潜在新类别、诊所和学生的预期利益，以及增值学生角色的框架要素。

Gonzalo JD, Graaf D, Ahluwalia A, Wolpaw DR, Thompson BM. A practical guide for implementing and maintaining value-added clinical systems learning roles for medical students using a diffusion of innovations framework. *Adv Health Sci Educ.* 2018;23(4):699–720. https://doi.org/10.1007/s10459-018-9822-5.

运用创新扩散理论的框架，作者探讨并识别了实施医学生增值临床系统学习角色的障碍、促进因素和最佳实践。他们确定了影响项目实施和维护的 6 个重要因素，包括教育收益、对患者照护的增值、学生参与度以及导师时间和现场空间。

参考文献

1. Porter ME. What Is Value in Health Care? *N Engl J Med.* 2010;363(26):2477–2481.
2. Berwick DM, Nolan TW, Whittington J. The triple aim: care, health, and cost. *Health Aff (Millwood).* 2008;27(3):759–769.
3. Gonzalo JD, Haidet P, Papp KK, et al. Educating for the 21st-century health care system: an interdependent framework of basic, clinical, and systems sciences. *Acad Med.* 2017;92(1):35–39.
4. Skochelak S, Hammoud M, Lomis K, et al. *Health Systems Science.* 2nd ed. Philadelphia, PA: Elsevier; 2020.
5. Ludmerer KM. *Time to Heal: American Medical Education from the Turn of the Century to the Era of Managed Care.* Oxford, NY: Oxford University Press; 1999.
6. Curry RH. Meaningful roles for medical students in the provision of longitudinal patient care. *JAMA.* 2014;312(22):2335–2336.
7. Lin SY, Schillinger E, Irby DM. Value-added medical education: engaging future doctors to transform health care delivery today. *J Gen Intern Med.* 2015;30(2):150–151.
8. Gonzalo JD, Thompson BM, Haidet P, Mann K, Wolpaw DR. A constructive reframing of student roles and systems learning in medical education using a communities of practice lens. *Acad Med.* 2017;92(12):1687–1694. https://doi.org/10.1097/acm.0000000000001778.
9. Jones RF, Korn D. On the cost of educating a medical student. *Acad Med.* 1997;72(3):200–210.
10. Shea S, Nickerson KG, Tenenbaum J, et al. Compensation to a department of medicine and its faculty members for the teaching of medical students and house staff. *N Engl J Med.* 1996;334(3):162–167.
11. Gonzalo JD, Dekhtyar M, Hawkins RE, Wolpaw DR. How can medical students add value? Identifying roles, barriers, and strategies to advance the value of undergraduate medical education to patient care and the health system. *Acad Med.* 2017;92(9):1294–1301. https://doi.org/10.1097/acm.0000000000001662.
12. Ogrinc GS, Headrick LA, Boex JR. Understanding the value added to clinical care by educational activities. Value of Education Research Group. *Acad Med.* 1999;74(10):1080–1086.
13. Yardley S, Littlewood S, Margolis SA, et al. What has changed in the evidence for early experience? Update of a BEME systematic review. *Med Teach.* 2010;32(9):740–746. https://doi.org/10.3109/0142159x.2010.496007.
14. Gonzalo JD, Dekhtyar M, Starr SR, et al. Health systems science curricula in undergraduate medical education. *Acad Med.* 2017;92(1):123–131. https://doi.org/10.1097/acm.0000000000001177.
15. Gonzalo JD, Chang A, Dekhtyar M, Starr SR, Holmboe E, Wolpaw DR. Health systems science in medical education: Unifying the components to catalyze transformation. *Acad Med.* 2020 Sep;95(9):1362–1372. https://doi.org/10.1097/ACM.0000000000003400.
16. Gonzalo JD, Ogrinc G. Health systems science: the "broccoli" of undergraduate medical education. *Acad Med.* 2019;94(10):1425–1432. https://doi.org/10.1097/acm.0000000000002815.
17. Gonzalo JD, Caverzagie KJ, Hawkins RE, Lawson L, Wolpaw DR, Chang A. Concerns and responses for integrating health systems science into medical education. *Acad Med.* 2018;93(6):843–849.
18. Gonzalo JD, Wolpaw D, Graaf D, Thompson BM. Educating patient-centered, systems-aware physicians: a qualitative analysis of medical student perceptions of value-added clinical systems learning roles. *BMC Med Educ.* 2018;18(1):248.
19. Lucey CR. Medical education: part of the problem and part of the solution. *JAMA Intern Med.* 2013;173(17):1639–1643.
20. Gonzalo JD. Singh MK. Building systems citizenship in health professions education: the continued call for health systems science curricula. *AHRQ PSNet.* https://psnet.ahrq.gov/perspective/building-systems-citizenship-health-professions-education-continued-call-health-systems. Published February 1, 2019. Accessed December 17, 2020.
21. Davis CR, Gonzalo JD. How medical schools can promote community collaboration through health systems science education. *AMA J Ethics.* 2019;21(3):E239–E247.
22. Gonzalo JD, Wolpaw T, Wolpaw D. Curricular transformation in health systems science. *Acad Med.* 2018;93(10):1431–1433. https://doi.org/10.1097/acm.0000000000002284.
23. Senge PM. Systems citizenship: the leadership mandate for this millennium. *Reflections.* 2006;7(3):1–8. https://www.conservationgateway.org/ConservationPlanning/cbd/guidance-document/key-advances/Documents/Systems%20Citizenship_The%20Leadership%20Mandate%20for%20this%20Millenium.pdf. Accessed December 17, 2020.
24. Prensky M. Digital Natives, Digital Immigrants Part 1. *On the Horizon.* 2001;9(5):1–6.

第 2 章

现有模式和新兴模式

Gregory W. Schneider，Anna Chang，Jed D. Gonzalo

学习目标

1. 描述以往医学生为患者提供照护和为卫生系统增值的方式。

2. 介绍医学生作为患者照护和卫生系统整合方式的一部分，可以通过哪些新方式增加价值。

3. 当设计医学生增值角色时，确定优先考虑的领域。

4. 强调在美国项目中提供医学生在预见习、见习和纵向经历中增值的实例。

提纲

本章提要

在这一章，我们将关注医学生为患者照护和卫生系统增值的传统方式，以及学生可以发挥出更强大的增值作用的新方式。传统的增值作用包括承担卫生系统和社区卫生工作研究项目；收集详细的病史来识别健康的社会决定因素、患者优势和阻碍照护的因素；并在照护时确定基于证据的干预措施。新兴角色包括充当患者导医员和照护协调员，监督临床质量改进工作，参与纵向服务性学习项目（longitudinal service-learning enterprises），并在不同的临床照护环境中为社区卫生活动做出贡献。最后，我们为那些希望在本国机构借鉴或实施这些实例的教育工作者们强调了应优先考虑的领域。

引言

上一章介绍了医学生增值教育和增值角色的定义。本章以这些定义为基础，介绍了这些角色的历史背景。本章重点介绍了医学生在不同医疗环境中实现增值的传统方式，以及医学教育工作者改变这些体验或为医学生提供新体验的新兴方式。本章介绍了美国的一些实例项目，这些项目为学生参与增值角色提供了大量机会。最后，本章概述了在考虑实施或正在为学生实施临床系统学习角色（clinical systems learning roles）的医学教育者们需要考虑的关键领域。

自 20 世纪 60 年代技术爆炸和医疗保险与医疗补助项目（Medicare 和 Medicaid）启动以来，当前的卫生系统面临着新的转型压力。当今的卫生系统正努力承担越来越多的医疗质量责任，并重新设计实践环境，以优化医疗流程，更好地与医疗支付模式保持一致，并最终改善患者的结局[1]。提升患者体验、改善群体健康和降低成本的三重目标已成为许多医疗转型的驱动力[2]。此外，一些机构已将"三重目标"扩展为"四重目标"，其中通常包括医生和其他医疗卫生专业人员的福祉。为此，卫生系统推出了新的模式，包括跨专业照护团队。医学院正与这些卫生系统合作，希望能通过提高学生在增值角色服务中的参与度来促进长期的成功[3-8]。

这些变化对医学教育者有着至关重要的影响，因为不断发展的卫生系统开始要求医生和其他医疗卫生专业人员具备可应用于复杂系统的知识、技能和态度，而且临床实践

环境在专业发展中发挥着关键作用[9]。在这些环境中，增值医学教育、增值学生角色和卫生系统科学（HSS）的概念正变得越来越重要[10-11]。医学院和卫生专业项目迫切需要教育改革，以便更有效地与不断发展的卫生系统保持一致，培养能够在团队中灵活实践的医务人员，共同为改善医疗服务做出贡献[4]。

传统上，医学生在临床轮转期间直接为患者提供照护，而不是为卫生系统增加价值。特别乐于助人的学生可能是"团队合作者"或"优秀学生"，但可能不会对临床环境做出重大贡献。随着医学教育者开始认识到 HSS 是医学院课程的一个重要方面，他们开始更好地阐明 HSS 所涉及的技能，并为学生创造学习这些技能的明确机会。美国的一些医学院为学生创造了新颖的增值角色——健康教练、患者导医员、照护协调员、质量改进小组扩展成员或群体健康管理者[11]。这些项目为学生提供了各种机会，使他们在学习 HSS 核心原则的同时，改善患者和群体的健康状况[10, 12]。这些新兴的增值角色代表了医学教育者、卫生系统领导者和社区利益相关者为将学生更好地融入医疗团队而共同努力的结果。承担这些角色的学生可以从本科医学教育的早期开始，一直到医学毕业后教育，为医疗服务做出有意义、备受认可的贡献[8]。

传统的增值角色

在过去的几十年里，学生们经常扮演临床团队重要成员的角色，从事记录、抽血和换药等工作，这可以说丰富了他们的教育经历[13]。然而，自 20 世纪 90 年代以来，学生参与此类工作的比例持续下降。如今，在许多医学院，预见习和见习学生主要以观察员的身份与主诊医师一起进入临床见习基地。在这些临床基地，他们负责学习"医

生技能",如采集病史和体格检查、医患关系的关键环节以及职业素养[14]。随着时间的推移,由于更加注重质量和符合监管要求等因素,学生们记录电子病历(electronic health record,EHR)或为团队运行做出真实贡献的机会越来越少[15-16]。此外,现行的医生−学生模式通常被称为"导师制实习"(preceptorship),需要医生花时间教育和指导学生,这会降低临床效率并对工作效率产生负面影响[17-18]。在这种情况下,学生的工作可能会被置于边缘地位,在医疗团队中扮演非必要的角色。

有不同的方法可以加强学生的学习,通常涉及服务性学习项目或以团队为基础的质量改进工作(team-based quality improvement endeavors),这些方法已证明对学习者和初级保健实践有一定的改善作用[19-21]。然而,这类项目的实施有限,说明学习者很少有意

识地融入医疗团队及团队工作中。更常见的情况是,一旦学习者能够为临床决策(如诊断或治疗计划)做出贡献,他们就会受到重视。在接下来的部分,我们将回顾一些常见的当代学生角色,并着眼于可操作的知识和技能领域、增值贡献的机会以及特定的学习经历情境(表 2.1)。

导师制临床实习

医学院学生最普遍的体验角色是导师制临床实习①。许多医学院都会让学生在接受培训的早期,通过临床技能课程和导师制实习来了解病史、进行体格检查和练习沟通技巧。在培训后期,也就是传统的临床阶段,学生主要通过见习来掌握各专科领域的知识和技能。在主诊医师的适当指导下,学生有更多的机会亲身体验。

虽然这些导师制预见习和见习可以为

学习角色	领导者和潜在教师 / 导师	学习经历的情境	可操作的知识领域	进一步做出增值贡献的机会
导师制临床实习	主要是医生,还包括护士、药师、治疗师和患者	临床环境,包括医院、初级保健和专科诊所	患者照护、实践知识	• 观察指导老师 • 采集病史、体格检查和沟通技巧的实践 • 感知学员和教育参与对卫生系统带来的增值价值
服务性学习经历	社区领导者和潜在的家庭及患者	社区环境,包括食物救济站、无家可归者收容所和健康博览会	职业素养	• 完成社区项目 • 学习者的工作为社区和社会增加的价值
学生运营的免费诊所	主要是医生,还包括护士和患者	通常隶属于非营利组织的独立诊所	患者照护、实践知识、基于系统的实践	• 在有监督的情况下开展诊断和治疗工作 • 学习者的工作为接受服务不足的患者增值

表 2.1　医学生传统的增值角色

---

① 导师制临床实习(clinical preceptorships)是作为新手的学生和作为导师的经验丰富的临床医生之间的短期关系,后者对学生的学习需求和表现反馈提供个人关注。以佛罗里达大学医学院为例,该校的核心课程包括三个短期导师制实习:一年级医学生在第一个学期的 12 月首次获得接触临床的经历,为期 2 周;第二次接触临床的经历是在第一年结束时,通常是在 6 月,为期 1 周;第三次接触也是为期 1 周,发生在第二年的 11 月。参考佛罗里达大学医学院官网:https://med.ufl.edu/education/preceptorships/。——译者注

学生创造学习基本临床技能的机会，但它们为卫生系统带来的价值有限。医学教育者通常指出，导师制实习经验所提供的系统价值包括：改善了临床医生的招聘和留用、提高了患者照护质量，以及履行了教育下一代医生的专业职责[3, 22]。另一些研究者则认为，尽管高年级学生有时能在当今的临床环境中为照护工作做出宝贵贡献，但导师制临床实习并不能持续增加价值[14]。在传统的医学生从导师制预见习到见习阶段的过程中，学生一开始处于医疗团队的边缘。在医学院学习和接受住院医师培训的过程中，他们逐渐成为积极的贡献者。为了成为团队的一员，学生必须经历一个漫长的发展阶段，往往需要数年的时间才能成为团队职能的完全参与者。从一个科室的见习到另一个科室见习的频繁轮转进一步限制了学生的发展，损害了他们与团队、导师和患者之间的长期关系[23]。在这种模式下，学生除了报告和记录外，很少能有所作为。

学生作为教育者

医学院为特定学生提供更多学习机会的另一种常见方式是让这些学生帮助教育他们的同伴。学生可以领导（促进）福祉和职业倦怠预防活动，或参与相关的综合专科学校（allied professions schools）①的教学项目。在完成一门或多门课程后，教师可能会要求学生协助审查和重新设计他们刚刚经历过的临床前课程。一个类似的方法是将学生作为教育项目的评估者，让他们提出持续改进的建议。许多学校建立了近辈（near-peer）导师项目，让高年级学生为低年级学生提供建议和指导，或让二年级学生担任一年级学生的临床技能课程教师。在临床环境中，负责

指导的住院医师或主治医师可能会要求学生向团队其他成员介绍新技术、照护流程或最新指南。通过引用循证医学知识，学生可以挑战他们的指导老师，使其掌握最新知识。通过向资深同伴展示新的应用程序（APP），他们可以向团队成员介绍当前的临床决策支持工具[11]。虽然这些机会对学生和医疗团队都很有意义，但它们往往不是有组织的，也不是为所有学生提供的。

服务性学习经历

2020—2021 年，医学教育联络委员会（Liaison Committee on Medical Education, LCME）的指导文件《医学院的功能与标准》强调，服务性学习（service learning）是医学院经历的必要元素：

> 标准 6.6 医学院的教师确保医学教育项目为医学生参与服务性学习和（或）社区服务活动提供足够的机会，并鼓励和支持医学生参与这些活动[24]。

甚至在服务性学习成为 LCME 的标准之前，几十年来，医学教育工作者就已经利用服务性学习为当地提供所需的服务，并将学生与社区场所联系起来[25-26]。服务性学习的主要目的是培养学生的社会正义感或公民责任感，其角色可能包括在食物救济站、无家可归者收容所、健康博览会或其他社区项目中担任志愿者。在 Magzoub 等制定的服务性学习 / 社区教育框架内，这些经历大多被视为"以社区接触培训为重点的项目"。这些项目很少提供融入社区或作为临床团队的一部分直接服务的机会[27]。因此，描述此类经历对患者益处的研究非常有限。在 Magzoub 分类法中，还有其他一些服务性学

---

① 综合专科学校开设医疗卫生方面的学术学位课程，以培养更多的医疗辅助人员，包括营养师、物理治疗师等。参考 Mase D J. The growth and development of the allied health schools [J]. JAMA, 1968, 206（7）：1548-1550. ——译者注

习方法确实提供了更多的学生角色和学习机会。莫尔豪斯医学院（Morehouse School of Medicine）就有一个以初级保健为导向、以培训为重点的项目，其中包括一门跨学科家庭医疗课程，旨在加强学生在社区医疗方面的学习，同时为家庭提供服务[28-29]。尽管如此，这些对学习者和所服务的社区都有可能持续受益的综合经历却并不多见。医学院的服务性学习项目通常没有嵌入医疗卫生实践共同体（community of practice）和实践环境中。值得注意的是，许多项目一开始就将学生与"最好的学习经历"联系起来，而不是关注最需要帮助的患者，这就限制了对患者结局的影响[28]。服务性学习在培养利他主义和职业价值观方面发挥着重要的作用，并有可能为患者照护带来增值。然而，这些经历通常不是为 HSS 而设计的，不是在合作性临床实践环境中进行，也可能不包括临床科学教育。

学生运营的免费诊所

一些研究表明，学生运营的免费诊所可以提高患者照护技能，促进职业认同的形成。许多学生运营的免费诊所有助于学生培养自己作为未来医生的意识，提高他们的临床技能，同时为接受服务不足或医疗保险不足的患者提供所需的医疗服务[30]。免费诊所可以为学习 HSS 提供丰富的机会；但在实际操作中，这些经历的重点往往主要放在临床技能的培养上[31-32]。因为这些诊所没有很好地融入当前的卫生系统，所以学生融入当地卫生系统和与跨专业伙伴合作的机会有限。大多数诊所的规模无法容纳大量学生或患者。据估计，只有不到 50% 的医学院有学生运营的附属免费诊所，而那些有免费诊所的医学院也无法容纳所有学生在诊所进行长期和沉浸式体验[30-31]。最后，一些学者提出了学生在弱势患者群体中开展高风险临床活动所涉及的伦理道德问题，并对这些

环境中的监督程度提出了质疑[33]。

研究与系统项目

医学院通常还会让学生参与卫生服务研究或卫生系统项目，以增强其对个体和群体健康的潜在影响。其中许多方法都属于对学生的结构化科研要求。学生可以进行基础或临床科学研究，以满足当地和更广泛（地区）对新知识或改进照护服务的需求。其他方法属于高年级医学生的质量改进选修课。在这些情况下，学生可能会进行对工作流程或系统的分析，寻找医疗服务中的"盲点"，或医生和其他医疗专业人员可以更有效地履行所需的医疗职责。最后，一些以社区为重点的医学院会让学生参与社区需求评价，以更好地了解当地环境所面临的挑战[11]。虽然所有这些经历都向学生介绍了 HSS 的关键要素，并有可能改善医疗结果，但它们往往是作为偶发的独立项目而存在的。学生并没有完全融入当地的医疗卫生团队或环境，他们的工作更有可能被分配到核心医疗卫生或卫生系统运作的边缘。

新兴的增值角色

尽管既定的教育目标和临床环境文化发生了显著变化，但前面所述的某些模式几十年来一直未变。在以医生为中心的专业发展路径的背景下，维持现有的学生（教育）经历会产生两个关键问题。首先，这种路径鼓励发展"独立医生"的职业认同，这与跨专业实践相悖[5]。其次，学生通常很少有机会成为实践共同体的合法成员。学生对卫生系统的适应以及从学习者到"有贡献的医生"的转变非常缓慢。这种教育模式似乎已经过时，需要加以改变。医学教育者面临的挑战越来越明确：我们如何帮助学生掌握在不断变化的卫生系统中获得有用的知识、技能和态度的同时，成为实践共同体的

学生作为社区和群体健康管理人员：亚利桑那州斯蒂尔大学整骨医学院的实例

自 2012 年在亚利桑那州梅萨校区推出新课程以来，斯蒂尔大学的亚利桑那州整骨医学院（ATSU-SOMA）① 不断发展其独特的 "1+3" 增值医学教育品牌。ATSU-SOMA 所有学生的第一年都在亚利桑那州度过，但在医学院的最后三年，他们与全国社区卫生中心协会合作，在全国 12 个城市和农村社区卫生中心学习。学生们住在所服务的社区，与当地的医疗服务提供者合作，致力于为接受服务不足的患者提供服务。这种身临其境的经历能让学生更全面地了解患者在获取医疗服务时所面临的挑战。12 个社区中的每个校区都有专门的教室用于授课、临床技能培训以及强化整骨疗法原理和实践指导的教学。作为社区卫生中心，这些校区为各类弱势群体提供医疗服务。学生们加入医疗团队，为艾滋病患者、城市的无家可归者、新移民、美国原住民、阿巴拉契亚农村农民和夏威夷本地人提供服务。该课程采用群体健康方法，以社区为导向的初级保健框架为基础，学生还有机会制定并完成一个社区健康项目。这种方法从确定需求开始，到评估已确定的需求，再到实施变革战略。在全国社区卫生中心会议上，与会学生展示并且角逐社区项目的荣誉[43]。有关该项目的更多信息，请参见第 10 章。

重要成员？[34]

为了应对这一挑战，越来越多的教育者已经开始着手研究这样一个前提，即学生可以融入医疗卫生不断发展的跨专业实践模式中，同时增加价值，甚至从他们接受医学教育的初期就开始[12]。这些教育者认识到，医学生具有内在动力、学业天赋、丰富的人生阅历，如果他们不选择就读医学院，也会受到雇主的青睐。这些教育工作者提倡增值医学教育，如第 1 章所述[1, 6, 35-36]。在理想的情况下，增值医学教育既包括能够为卫生系统增加价值和能力的合法学习经历，也包括能够为学生的教育事业增加价值的合法学习经历。我们借用宾夕法尼亚州立赫尔希医学中心的 Jed Gonzalo 等提出的定义，其认为增值医学教育涉及学生在实践环境中的体验角色，这种实践环境有可能对患者个体和群体的健康结局、医疗成本或卫生系统中的其他环节产生积极影响，同时还能增强学生在临床或卫生系统科学方面的知识、态度和技能[37]。

这些新兴模式认识到，医学院有充分的理由为学生和当地医疗环境服务制定和实施教育项目。本章中详述的增值角色的新模式是在不同的需求下出现的。更广泛地实施这些模式有可能为当代医学教育注入新的活力，为今天的学习者提供他们在动态卫生系统中所需的能力。今天的医生不再仅仅需要掌握基础和临床科学知识，还需要 HSS 方面的能力。HSS 的核心能力包括人口与公共卫生、基于价值的医疗、质量改进、医疗结构与流程、卫生政策、经济学与管理，以及临床信息学与医疗信息技术[10]。这些能力往往不受重视，但它们涵盖了社区卫生的许多方面，并包含患者的生活在与卫生系统互动时受到的复杂影响。学生的增值角色使他们有机会在了解卫生系统的同时，为患者的医疗体验做出贡献。

我们在本章的文本框中重点介绍的实例项目具有一些共同特点。它们都不同程度地涉及以患者为中心、跨专业、以团队为基础的照护模式。这种模式使学习者能够在医疗环境中从患者照护和活动的外围过渡到更核心的区域。此外，这些项目将患者置于中心位置，由具有多种互补技能和专业领域的医生和其他医护人员提供照护。与此同时，临

---

① 在美国，有两种学位的医学（临床医学）教育：MD 和 DO。MD 学位的全称为 doctor of medicine，医生称为 allopathic doctor；DO 学位的全称为 doctor of osteopathic medicine，医生称为 osteopathic doctor。整骨医学的理念注重预防，将患者当作一个整体来看待，通过对骨骼肌肉系统的矫正操作改善患者综合健康水平，起到治疗疾病的作用，并称之为整骨法（osteopathy）。——译者注

床系统增值学习角色让学生能够立即进入一个关注患者整体需求的跨专业社区，同时学习医学和照护系统[38-39]。通过在课堂或模拟活动之外体验跨专业合作，学生可以被团队中的医生和其他专业人员视为贡献者，而不是学徒。学生是团队运作不可或缺的一部分，能提高团队绩效，而不是成为指导医生的负担。在许多此类项目中，学生还能在类似于他们将来作为医生执业的环境中学习新知识和技能。

那么，学生们在医学院初期承担了哪些新兴的增值角色呢？本书列举了一些例子，包括担任患者导医员、照护协调员、健康指导员和质量改进小组成员[8, 40-41]。在适当的支持和监督下，学生可以通过提供某些环境中通常不会提供的服务，为满足当前卫生系统的需求做出贡献。举例来说，学生可以担任导医员、为患者提供教育或心理或情感支持，或帮助患者获得照护或社区资源。这些工作可以减少再入院率、改善照护中的过渡环节、提高患者的自我照护水平和满意度[42]。学生在这些工作中获得的技能会伴随他们进入见习岗位。在获得新的角色后，他们可以利用这些获得的技能继续为患者和照护团队做出有意义的贡献，同时专注于发展自己的临床技能（表 2.2）。我们在本章的文本框中重点介绍了示范项目。

推进增值作用和项目的优先领域

在实施系统导医员项目（systems navigation curriculum，SyNC）2 年后，宾夕法尼亚州立医学院的团队对该项目进行了全面审查。他们对开展增值角色课程的 32 个不同的临床环境进行了现场观察，对教师进行了 29 次一对一访谈，并举行了 4 次学生焦点小组讨论。审查的定性分析揭示了实施此类项目的重要策略、需要考虑的主题，以及成功案例的关键特征。实施增值角色的关键策略包括对以下方面的深思熟虑：学生教育目标、患者特征、患者选择方法、拟开展的活动以及资源。从管理者和教师的角度来看，执行该项目最成功的临床基地都有 5 个主要特点。第一，他们将学生纳入跨专业照护团队，让学生在工作和流程中进行互动。第二，确保学生了解基地的具体职能和学生在团队中的角色。第三，他们为学生提供机会，让他们成为临床基地中积极、有价值的参与者，而不仅仅是旁观者。第四，他们为学生提供了在临床基地内与患者保持高度持续联系的机会。第五，他们在课程、学生体验和导师体验方面制定了积极主动的持续质量改进流程。审查得出的结论是，在考虑临床角色增值方法时，首要考虑的主题是：①学生工作对患者照护的增值；②教育收益；③学生参与度；④学校、基地和学生之间的工作关系；⑤导师的时间和基地的能力；⑥学生在基地的连续性[43]。在此，我们基于医学教育工作者在设计、实施或管理增值医学教育工作时可能会问自己的问题，回顾了这 6 个优先领域。

学生作为照护协调员：凯斯西储大学医学院的实例

2016 年，凯斯西储大学（CWRU）医学院在宾夕法尼亚州立大学患者导医员方法的基础上推出了增值医学教育项目。CWRU 对宾夕法尼亚州立大学的模式进行了修改，更加注重照护协调，并针对当地特定人群。CWRU 将学生安排在两所表现出色的以患者为中心的医疗之家：为退伍军人服务的退伍军人初级医疗教育卓越中心和被称为社区家庭医疗的主要为新难民家庭服务的联邦资质社区医疗中心。这两家医疗中心成为已建立的跨专业团队的一部分。每个团队负责管理和评价诊所内一个由 20 名患者组成的小组的需求。学生照护协调员在医疗团队中履行各种职能。项目评估显示，他们对团队和患者产生了积极影响，并增加了学生的卫生系统知识。教学课程包括针对特定人群使用电子病历和登记册进行群体健康管理的培训[43]。有关该项目的更多信息，请参见第 5 章。

表 2.2　医学生新兴的增值角色		
角色	**描述**	**潜在的任务**
患者导医员、健康指导员或"热点观察员"	学生可以与临床基地 / 项目联系起来，与患者一起工作，以达到更好的效果，从而扩展了该项目的资源。可以通过多种机制来识别患者，包括那些过度利用医疗者、病情复杂的患者，或者需要有针对性的干预措施的患者	获取深入的病史，以确定照护的挑战 / 障碍，评价健康条件，进行家访以评价安全性，陪同患者赴约，进行动机访谈，为患者科普疾病过程或照护项目，评价依从性，并帮助患者访问健康门户网站、促进专科服务、交通和社区资源的可及性
照护过渡的促进者	学生可以与临床基地 / 项目联系起来，专注于各种过渡环节，如医院和初级保健诊所之间的过渡。可以通过再入院率或过渡期的脆弱性来识别患者	在过渡前与患者进行深入访谈来审查照护项目，评价家庭情况和患者理解程度，并帮助协调转运和后续预约。过渡后，任务包括打电话审查照护项目，并确保患者意识到后续的应对方法
安全和患者照护分析	学生可以通过跟踪患者在医院或门诊照护机构中的诊疗过程，融入卫生系统流程。可以通过预先确定的危险因素或方便样本选择患者	分析患者的体验或过程，识别连续过程中的不足或薄弱点，并使用适当的机制报告结果。学生可以在患者出院后通过电话或家访继续与他们接触。这些活动可以确定患者所经历的任何医疗失误或系统故障。学生可以向医院团队报告调查结果，并就调查结果展开对话
质量改进小组扩展成员	学生可以融入整个卫生系统的质量改进团队。可以通过预期的持续时间、复杂程度和学生的空闲时间来选择项目	对项目团队的真实贡献，包括对问题的临床评价，与关键利益相关者的访谈，对临床过程的观察，资料收集、分析和陈述
群体健康管理人员	学生可以被整合到照护团队，创建按医生或临床过程分类的患者登记表，按疾病过程 / 临床变量分层，并确定患者人群的照护差距。可以通过质量指标，如实验室检查结果来识别患者人群	使用数据分析，与患者或患者群体一起操作筛查工具，绘制资源 / 服务的地图，开展社区或诊所的需求评价，设计或参与质量改进项目团队
患者照护技术员或药物重整助理	学生可以接受培训，以执行患者照护技术员的任务，并在门诊和医院环境中融入照护团队	进行用药评价，获取生命体征，协助分诊。这些角色的延伸包括在服药过程中与患者进行药物重整
医疗记录员	可以对学生进行培训，使其能够开展医疗服务提供者与患者之间的记录活动，并与门诊和医院环境中的医疗服务提供者团队建立联系，以扩展医疗服务提供者的工作	为医疗服务提供者与患者之间的会面做记录

新的学生角色如何为您的机构和（或）卫生系统带来价值？

一个项目要想取得成功，学生和临床合作伙伴应该能够认识到学生在为患者或客户提供有价值服务的同时，还可以通过哪些方式进行学习。增值医学教育的设计者和管理者应尽可能调查学生在其他团队成员中的现有活动和角色，或与之并行的重要潜在活动和角色。学生可以怎样扩展任何潜在场所的工作并为患者照护增加价值？这些角色可能不属于学生传统的角色，所以我们鼓励项目开发人员和管理人员探索各种可能性。例如，学生可以为患者提供社会心理支持，减

学生作为跨专业服务性学习照护管理者：佛罗里达国际大学赫伯特沃特海姆医学院的实例

佛罗里达国际大学（FIU）赫伯特-韦特海姆医学院（HWCOM）于 2009 年启动了绿色家庭基金会邻里健康教育学习项目（green family foundation neighborhood health education learning program，HELP）。该纵向项目包括两年的教学，向一、二年级学生介绍健康的社会决定因素（social determinants of health，SDOH），以及 3 年的家庭访视，在医疗服务欠缺的社区让二、三、四年级学生进行家庭访视。支持该项目的是一个外联工作者团队，他们与参加项目的家庭和 160 多个社区医疗服务提供者保持联系。医学院还开设了流动医疗中心（mobile health centers，MHC），为参与项目的家庭成员提供初级和行为健康综合服务以及乳腺 X 线筛查。MHC 为未参保和参保水平不足的家庭成员提供医疗服务。在家庭访视中，每个学生都会被分配到一个跨专业团队，该团队由照护者、社会工作者和（或）医生助理组成，这些团队又会被分配到一个接受服务不足的家庭。学生担任健康教育者、健康指导者和家庭成员的照护管理者，同时学习文化谦逊①、跨专业合作以及与动机访谈和 SDOH 相关的实用技能。来自医学院以及 FIU 健康专业合作院校的教师参与了家庭访视活动。法学院和教育学院的师生可通过介绍参加家庭访视。学生们在该项目所谓的"以家庭为中心的照护"的指导下学习卫生系统科学原理：识别和管理可改善家庭成员健康状况的 SDOH。该项目开始实施的 2 年后，家庭调查显示，接受学生团队访问的家庭对预防保健服务的使用率有所提高，对急诊室的使用率有所下降。项目实施 6 年后，与其他学校的学生相比，即将毕业的医学生在临床跨专业教育和解决健康差异方面积累了更多的经验[43]。有关该项目的更多信息，请参见第 7 章。

轻照护团队的工作量，或为当前流程提供"一双新的眼睛"。他们还可以通过确定社区资源、提供科普和解决患者的就医障碍来增加价值。我们还建议学生向导师请教，因为与学生一起工作会让后者充满活力，他们或许可以分享最佳教学实践。相比之下，在

主要进行跟岗实习的基地，学生和导师都不认为该项目有用。对学生角色的另一个重要考虑因素是管理期望值。在开始新的临床经历时，学生对自己应该做什么的期望与实际工作之间往往会出现脱节。有些学生希望"拯救生命"，而帮助学生认识到教育患者或确定社区资源的价值则需要付出努力。

新项目将为学生实现哪些特定的学习目标？这些新角色可以填补课程中的哪些空白？

除了探索对卫生系统或当地临床环境的增值作用外，我们还主张对学生学习经历的增值作用进行深入思考。一些学习目标可以在历史和新兴的增值角色中实现。尽早接触患者照护有助于提高学生解决问题的技能，使他们能够认识到影响患者健康的障碍，并提高对有效解决问题所需的时间和资源的认识。在电子病历（EHR）中也许是作为记录员进行记录，也可以让学生进一步发展信息学和信息技术技能。导师和学生通常都认为，这些经历可以为未来的医生角色积累必要的技能。与 HSS 相关的一些新兴增值角色的额外学习目标可能需要更多的考虑和关注，因为这些目标取决于所提供的经历的细节。独立的任务，如家访、电话随访、确定社区资源、协助患者克服障碍，可以提供学习 HSS 技能的机会，如实践管理、对医保流程的了解以及团队合作。不过，这些目标往往只有在学生真正融入团队流程并被分配自主任务时才能实现。在这种情况下，学生和导师的满意度较高，持续开展增值医学教育的可能性也较大。与此相反，如果学生主要是跟随医疗服务提供者完成重复性任务，自主性或参与度有限的话，则往往会限制他们所感知到的教育收益。

---

① 文化谦逊（cultural humility）指的是医生应该理解是带着自己的整套文化来到病床前的，这种文化并没有比患者的文化更优越。——译者注

您将如何确保学生参与这些新角色并对学生进行评价?

学生对临床实践的参与度是任何增值项目成功与否的影响因素。充分参与的学生能够积极主动地解决问题、帮助患者,并认识到他们所做的工作是学习的机会。相比之下,学生有限的参与或三心二意的参与可能会阻碍项目的成功。提高参与度的策略之一是在医学院开学前就做出改变。这可以包括改变招生程序,招收经验更丰富、对更广泛的服务角色更感兴趣的不同类型的学生,或者设立试点项目,专门吸引希望参与其中的学生。项目开始后,学生参与度有限的一些原因包括难以理解项目对其未来职业的帮助,或觉得自己不适合某个角色。其他学生可能需要鼓励或提示才能理解如何帮助患者和克服障碍。为了提高参与度,学生通常需要在现场接受培训。尽可能让学生的经历与他们的兴趣和技能相吻合,并将重点放在项目中以患者为中心的方面。为学生提供向教师传授新技能的机会能提高教师的参与度,同样,在医学院早期就开始这些项目也能提高学生的参与度,因为此时学生更容易接受新的体验。增值角色项目可能失败的一个主要原因来自导师。当学生在以患者为中心的活动中表现出的参与度或积极性有限时,导师可能会感到工作量增加,从而产生挫败感。

提高学生参与度的另一种方法在于课程所使用的评价工具。评价可以成为促进学生参与、投入活动的有力工具。斯坦福大学教育机会政策中心对评价策略进行了广泛的研究,发现学生和教师都认为这些策略具有吸引力,并能激励学习者继续学习某门课程。他们的工作确定了有助于促进参与的6个关键特征:相关性、真实性、自主性、协作性、高阶思维能力和自我评价。尽管他们的工作主要集中在高中和大学教育,但他们在每个领域提出的建议对医学教育工作者来说都是富有成效的。为了帮助学生认识到相关性,要与学生的生活经验和兴趣相联系,或通过个性化的方式,让他们参与到增值项目的任务中,并对他们进行评价,这些任务与他们作为医生将使用的技能相关联。如果能让学生真正沉浸在临床环境的实际工作中,那么项目本身的建立就能产生真实性。任何评价都应强调与真实世界的联系,并要求学生解决真实世界的问题。如前所述,将学生融入团队能促进增值体验的成功,而对团队合作和协作性的评价则能促进这种融合。尽可能为学生提供结对或小组合作的机会,以提高他们对当前任务的参与度。为了强调高阶思维能力,应尽量强调涉及分析、解释和处理信息以解决问题的任务,而不是简单的数据记录或收集。在开展评价时,确保任务有多种解决方案或涉及各种解决策略。为了强调自主性,应为学生提供机会,让他们根据自己的兴趣做出选择。考虑提供一系列任务和相应的评价,供学生选择。最后,课程开发者可以考虑使用自我评价。要求学生解释或说明他们的方法或完成反思练习,可以帮助他们评价自己的学习和自身的发展[44]。

您如何评估一个项目对不同利益相关者——学生、教职员工和当地卫生系统的成效?

从逻辑上,学校、基地和学生之间的关系需要持续合作、沟通和解决问题,以促进项目的发展、监督和改进。特别是为了评估项目的成效,学校及其合作基地应认识到有必要在各基地之间不断分享与最佳实践相关的想法。不同的学生与导师配对,不同的临床团队和不同的基地都可以进行沟通和合作,以确保为学习和患者照护提供最理想的条件。建立评估短期和长期成功的机制也很重要。要取得长期成功,短期内可能需要应对一些挑战。其中一项重要建议涉及持续改进循环的必要性。采用这种质量改进方法有助于迅速解决问题，防止今后出现问题。建议采取的一种方法是，每个月与核心导师和教师进行一次检查，每年由学校主办一次"务虚会"，让更多的项目参与者参加。这些对于改进工作和建立导师之间的网络至关重要。与学生参与的过程类似，从学生那里获得反馈和解决问题的意见也至关重要。学生可以帮助指导学校层面的关键项目改进，包括改进学生对项目的介绍、设定切合实际的期望以及创建资源和指南。成功的增值医学教育项目依靠学生和导师的反馈来不断改进体验。

新项目可能需要哪些资源（包括教师/导师时间、课程空间、行政支持和资金）？您可能需要哪些工具来确定实施该项目的可行性？

在评估所需资源时，必须考虑教师/导师的时间、课程空间以及所需的行政和资金支持。我们特别关注教师/导师的时间以及

> **学生作为患者导医员：宾夕法尼亚州立医学院的实例**
>
> 2014 年 8 月，宾夕法尼亚州立医学院推出了患者导医员增值医学教育项目，即系统导医课程（systems navigation curriculum, SyNC）。SyNC 将身临其境的患者导医员经历与卫生系统科学（HSS）课程相结合。为期 9 个月的患者导医体验让一年级新生在不同的临床基地学习。这些基地包括疗养院、初级保健诊所、专科照护诊所、服务不足的免费诊所和过渡期照护项目。学生导医员会教育患者、提供信息、促进不同社区照护提供者之间的协调，并提供情感支持。其他角色也各不相同，从协助实施诊所新举措，到充当临床工作人员的延伸角色，再到指导患者了解当地卫生系统或流程的复杂要素。配套的课堂活动侧重于 HSS，学生必须将他们的患者导医员经历应用到当前的课程中。他们的任务是制定卫生系统改进项目、撰写个人反思报告和整理患者叙述。患者叙述和学生个人反思主要集中在医疗团队组成的变化、不同团队成员扮演的不同角色（包括医生角色的演变）、不同利益相关者的观点以及正念等主题上[43]。有关该项目的更多信息，请参见第 4 章。

基地能为学生提供的容量，因为这些因素对项目的成功至关重要。导师的时间尤其难以把握。一般来说，学生都很期待与导师合作所带来的教育益处，但有时这也会让导师感到负担沉重。如果该项目被认为是对教师或导师日常工作的"额外负担"（add-on），就很难启动或维持下去。在设计"角色增值"项目时，关键是要努力使学生的存在尽可能减轻导师的负担，或考虑如何让导师获得时间或支持，以完成额外的任务。根据项目的性质，教师或导师可以花数小时准备课程，并在每次课程中花时间与学生一起选择患者和讨论患者的情况。制定表彰和奖励参与者的方法有助于促进长期成功。临床空间和资源也可能是一个挑战，因为临床基地可能需要放置空桌子或电话供学生使用。如果项目涉及家访或其他需要开车的工作，最好能探讨如何补偿教师或导师的交通费用。为临床基地或合作机构的变化做好准备也很有帮助。动态因素，如新电子病历的实施、人员或资金的变化，或某个基地的组织架构变化，都可能影响到这些基地继续实施项目的能力。

有哪些机制可促进学生的纵向连续性？

成功的临床角色增值活动的一个重要特征是学生工作的纵向连续性。这种连续性可以导师、实习基地或患者为重点，多种连续性形式的结合往往效果最佳。即使学生在 1 周内安排了特定的时间进行增值体验，也要做好准备，以防考试、假期或其他班级活动等事件打乱学生的正常参与。这种干扰可能会妨碍团队的融合以及为患者和诊所做出整体贡献的机会。改善照护连续性的一种可能性是，允许学生在项目日之外灵活地跟进患者或导师。

结论

随着医学教育和卫生系统正在经历重

早期学生作为临床微卫生系统改进合作伙伴：加州大学旧金山分校医学院的实例

加州大学旧金山分校（UCSF）医学院于2016年推出了桥梁课程。该课程让学生学会在复杂的系统中工作，为改善医疗结果做出贡献。所有一年级和二年级医学生都被安排在3个卫生系统（学术系统、县级系统和退伍军人系统）之一的一个纵向跨专业临床微系统中，在医生教练的带领下参加工作场所学习。在这些纵向小组中，学生们学习职业行为、应用临床技能、并完成与国家和地方优先事项相一致的卫生系统改进项目。学生在医学院开始学习时，要在指定的卫生系统中沉浸1周，了解患者的经历、患者群体和跨专业医疗服务团队。在最初的几周里，教学和研讨会提供了卫生系统科学的基础。不久后，学生团队利用结构化精益方法研究问题、确定项目目标、进行差距分析、实施干预措施并衡量结果。16个月的学习结束时，学生们将向院长和卫生系统领导汇报成果，详细介绍他们在提高医疗质量、价值、安全性和患者体验方面做出的贡献。自该项目实施以来，医学生已在多个大型卫生系统的不同医学学科和实践环境中成功实施了数百项有效的质量改进项目[43]。有关该项目的更多信息，请参见第8章。

大变革，我们回顾了一些传统的和新兴的方式，这些方式可以为医学生的角色增值。我们希望能为那些在学习如何成功实施卫生系统科学课程的医学院提供一些视角，包括引入体验角色，让学生充分融入当地医疗环境的方方面面。我们回顾了学生实现增值的一些传统方式，并重点介绍了美国各地医学院开始重新设计学生增值角色的实例。此外，我们还为那些考虑启动或修订以"医学教育可为患者和当地卫生系统带来的价值"为重点的项目的管理者划定了需要考虑的关键领域和下一步可能采取的措施。

学生增值的潜在途径非常广泛，从照护贡献到与患者持续联系，再到质量改进项目。我们建议教育价值和临床价值齐头并进，并要求医学院和临床机构共同努力，为学生创造实现这两个目标的经历。提高教育价值有一系列策略，包括鼓励学生在临床基地以外的经历，如家访，并确保学生在整个项目中获得反馈和评价，促进学生的参与。与此同时，应让学生为他们承担新角色的医疗机构提供价值。培养学生价值的干预措施包括将学生的角色重新定位为诊所工作和临床照护需求的"延伸者"（extenders）。为学生创造有意义的课程空间和优先权，让他们有机会与导师和患者保持连续性联系，有助于使这些新的延伸角色取得成功。为了保持这些成功，我们建议学校与临床基地持续合作，建立共同的目标。通过合作，项目合作伙伴可以应对不可避免的干扰和变化，同时在教育和患者结局方面进行共同的投入。

我们确定了实施和维持临床系统增值学习角色的促进因素、障碍、策略和最佳实践。了解这些因素对于持续开展社区项目至关重要。根据具体情况，与学生相关的因素（包括他们的参与度和感知到的教育收益）和与合作机构相关的因素（包括临床照护的增值）既可以是项目成功的促进因素，也可以是障碍因素。通过监测这些因素，在持续改进质量的思维模式下，负责增值医学教育工作的人员将能更好地维持和发展该项目。对学生而言，必须为所要求的活动和评价提供实用指南，尽可能使他们的角色真实可信，并为他们提供反思的机会，让他们看到这些活动与他们未来职业生涯的相关性。对于导师和教师来说，关注时间需求、学生的日程安排、临床能力和空间的可用性，可以在使该项目有所收获和减轻负担方面发挥重要作用。以传统角色为基础，接受新兴的增值学习角色，是应对培养具备能够应用复杂系统知识（systems-ready）的医生这一挑战的关键。

核心要点

1. 当前的卫生系统面临着几十年来从未有过的转型压力。这些压力为医学教育工作者提供了机会，他们可以与当地卫生系统合作，为学生创造增值角色。

2. 医学院历来通过导师制实习、服务性学习体验和学生运营的免费诊所等经历为学生提供一些增值角色。

3. 新兴的学生增值角色可以提供更丰富的体验式学习和接触卫生系统科学的机会，包括患者导医员或健康教练、照护过渡的促进者、安全和患者照护分析、质量改进小组扩展成员和群体健康管理人员。

学生作为质量改进小组的扩展人员：北卡罗来纳大学教堂山分校和范德比尔特大学医学院的实例

2016 年，北卡罗来纳大学医学院推出了名为"卡罗来纳转化教育"的新增值角色课程。这一以患者和学生为中心的综合课程旨在培训学生为临床照护环境增值。学生将重点放在免疫接种率、癌症筛查和糖尿病照护等常见临床问题上，接受质量改进技术方面的指导。然后，学生在接受培训的诊所完成质量改进项目。成功项目的例子包括努力提高每天服用阿司匹林的糖尿病患者比例，以及减少放弃治疗的患者人数。学生们设计项目，包括设计过程和结果衡量标准，大多数项目都取得了积极成果。另一个成功的项目是，医学生向其他医疗服务提供者传授在电子病历中正确记录糖尿病足检查的方法，因为他们发现这些检查往往没有得到正确记录。该项目改进了糖尿病足检查的计费方式，改善了对患者的照护[43]。有关此项目的更多信息，请参见第 6 章。

范德比尔特大学医学院自 2013 年起开设了质量改进课程，其内容贯穿 4 年医学院的学习过程。这门名为"医疗保健服务基础"（foundations of health care delivery）的纵向课程将学生融入医疗保健服务系统中，为期 4 年。一、二年级学生每个月都要参加一系列关于卫生系统科学主题的研讨会，包括患者安全和质量改进。三、四年级的学生将进一步完成有关患者安全和建立质量改进团队的模块，然后指导自己的质量改进项目。例如，他们成功地改善了以需求为基础的诊所中社会工作服务的工作流程，改善了医护人员的手卫生状况，并提高了遵守便携式 X 线仪使用相关的安全法规的程度。作为项目的一部分，所有学生必须完成两个计划-执行-研究-行动（plan-do-study-act，PDSA）循环[43]。有关该项目的更多信息，请参见第 9 章。

4. 迄今为止，最成功的增值医学教育项目都有一些共同特点。它们都采用了以患者为中心、跨专业、团队合作的照护模式，并将学习者置于医疗环境中与患者照护和活动更近的位置。

5. 成功的增值角色包含卫生系统科学。

6. 一个项目要想取得成功，学生和临床合作伙伴应该能够认识到学生在为患者或客户提供有价值的服务的同时，还可以通过哪些方式进行学习。

7. 成功的项目通过学习者评价，强化重要的临床和卫生系统科学概念，从而表彰团队中学生的工作。

8. 在评估建立增值角色所需的资源时，必须考虑到教师／导师的时间、课程空间、所需的行政和资金支持，以及与当地卫生系统合作的力度。

进一步思考的问题

1. 哪些新的学生角色可以为您的机构和（或）卫生系统增加价值？

2. 新项目可以为学生实现哪些特定的学习目标？这些新角色可以填补课程中的哪些空白？

3. 您将如何确保学生参与这些新角色并对学生进行评价？

4. 您如何评估一项新项目对不同利益相关者——学生、教职员工和当地卫生系统的成效？

5. 新项目可能需要哪些资源（包括教师／导师的时间、课程空间、行政支持和资金）？

注释参考文献

Dornan T, Boshuizen H, King N, Scherpbier A. Experience-based learning: a model linking the processes and outcomes of medical students' workplace learning. *Med Educ*. 2007;41(1):84–91. https://doi.org/10.1111/j.1365-2929.2006.02652.x.

这篇开创性的文章强调了医学教育中实境体验式学习的机会随着时间的推移而变化的趋势。作者提供了一个有效的工作场所学习模式，并倡导他们所谓的"支持式参与"，在这种模式下，学生在获得自信、动力和职业认同感所需的帮助和资源的同时，也获得了实践能力。

Gonzalo JD, Thompson BM, Haidet P, Mann K, Wolpaw DR. A constructive reframing of student roles and systems learning in medical education using a communities of practice lens. *Acad Med.* 2017;92(12):1687–1694. https://doi.org/10.1097/ACM.0000000000001778.

利用实践共同体理论的关键特征，作者对比了医学生当前和新的体验式学习角色。他们提出了"增值临床系统学习角色"的概念，以此为学生提供机会，在患者和群体层面学习卫生系统科学的同时，为患者照护做出有意义的贡献。

Gonzalo JD, Dekhtyar M, Hawkins RE, Wolpaw DR. How can medical students add value? Identifying roles, barriers, and strategies to advance the value of undergraduate medical education to patient care and the health system. *Acad Med.* 2017;92(9):1294–1301. https://doi.org/10.1097/ACM.0000000000001662.

本文总结了 2016 年美国医学会加速医学教育变革会议的要点，与会者在会议上探讨了增值医学教育。教育者、AMA 工作人员、学生和系统领导者的会议确定了学生潜在的新学习角色，并指出了推进增值医学教育的 6 个优先领域。

Gonzalo JD, Graaf D, Johannes B, Blatt B, Wolpaw DR. Adding value to the health care system: identifying value-added systems roles for medical students. *Am J Med Qual.* 2017;32(3):261–270. https://doi.org/10.1177/1062860616645401.

这项研究提供了一个为期 2 年的调查结果。调查人员参观了多个临床基地，并采访了利益相关者，了解他们对学生在其基地中增强系统角色的看法和想法。主题分析揭示了新系统角色的潜在新类别、诊所和学生的预期利益，以及增值学生角色的框架要素。

Gonzalo JD, Graaf D, Ahluwalia A, Wolpaw DR, Thompson BM. A practical guide for implementing and maintaining value-added clinical systems learning roles for medical students using a diffusion of innovations framework. *Adv Health Sci Educ.* 2018;23(4):699–720. https://doi.org/10.1007/s10459-018-9822-5.

运用创新扩散理论的框架，作者探讨并识别了实施医学生增值临床系统学习角色的障碍、促进因素和最佳实践。他们确定了影响项目实施和维护的 6 个重要因素，包括教育收益、对患者照护的增值、学生参与度以及导师时间和现场空间。

参考文献

1. Grumbach K, Lucey CR, Johnston SC. Transforming from centers of learning to learning health systems: the challenge for academic health centers. *JAMA.* 2014;311(11):1109. https://doi.org/10.1001/jama.2014.705.

2. Berwick DM, Nolan TW, Whittington J. The Triple Aim: care, health, and cost. *Health Aff (Millwood).* 2008;27(3):759–769. https://doi.org/10.1377/hlthaff.27.3.759.

3. Ogrinc GS, Headrick LA, Boex JR. Understanding the value added to clinical care by educational activities. Value of Education Research Group. *Acad Med.* 1999;74(10):1080–1086. https://doi.org/10.1097/00001888-199910000-00009.

4. Smith MD, Institute of Medicine (US) eds. *Best Care at Lower Cost: The Path to Continuously Learning Health Care in America.* Washington, DC: National Academies Press; 2013.

5. Lucey CR. Medical education: part of the problem and part of the solution. *JAMA Intern Med.* 2013;173(17):1639. https://doi.org/10.1001/jamainternmed.2013.9074.

6. Sklar DP. How medical education can add value to the health care delivery system. *Acad Med.* 2016;91(4):445–447. https://doi.org/10.1097/ACM.0000000000001103.

7. Ehrenfeld JM, Spickard WA, Cutrer WB. Medical student contributions in the workplace: can we put a value on priceless? *J Med Syst.* 2016;40(5). https://doi.org/10.1007/s10916-016-0494-5.

8. Gonzalo JD, Graaf D, Johannes B, Blatt B, Wolpaw DR. Adding value to the health care system: identifying value-added systems roles for medical students. *Am J Med Qual.* 2017;32(3):261–270. https://doi.org/10.1177/1062860616645401.

9. Weiss KB, Bagian JP, Nasca TJ. The clinical learning environment: the foundation of graduate medical education. *JAMA.* 2013;309(16):1687. https://doi.org/10.1001/jama.2013.1931.

10. Gonzalo JD, Dekhtyar M, Starr SR, et al. Health systems science curricula in undergraduate medical education: identifying and defining a potential curricular framework. *Acad Med.* 2017;92(1):123–131. https://doi.org/10.1097/ACM.0000000000001177.

11. Gonzalo JD, Dekhtyar M, Hawkins RE, Wolpaw DR. How can medical students add value? Identifying roles, barriers, and strategies to advance the value of undergraduate medical education to patient care and the health system. *Acad Med.* 2017;92(9):1294–1301. https://doi.org/10.1097/ACM.0000000000001662.

12. Gonzalo JD, Haidet P, Papp KK, et al. Educating for the 21st-century health care system: an interdependent framework of basic, clinical, and systems sciences. *Acad Med.* 2017;92(1):35–39. https://doi.org/10.1097/ACM.0000000000000951.

13. Ludmerer KM. *Time to Heal: American Medical Education from the Turn of the Century.* New York: Oxford University Press; 2005.

14. Dornan T, Boshuizen H, King N, Scherpbier A. Experience-based learning: a model linking the processes and outcomes of medical students' workplace learning. *Med Educ.* 2007;41(1):84–91. https://doi.org/10.1111/j.1365-2929.2006.02652.x.

15. Kuhn T, Basch P, Barr M, Yackel T. Clinical documentation in the 21st century: executive summary of a policy position paper from the American College of Physicians. *Ann Intern Med.* 2015;162(4):301. https://doi.org/10.7326/M14-2128.

16. Gonzalo JD, Baxley E, Borkan J, et al. Priority areas and potential solutions for successful integration and sustainment of health systems science in undergraduate medical education. *Acad Med.* 2017;92(1):63–69. https://doi.org/10.1097/ACM.0000000000001249.

17. Shea S, Nickerson K, Tenenbaum J, et al. Compensation to a department of medicine and its faculty members for the teaching of medical students and house staff. *Am J Ophthalmol.* 1996;121(4):469. https://doi.org/10.1016/S0002-9394(14)70474-X.

18. Christner JG, Dallaghan GB, Briscoe G, et al. The community preceptor crisis: recruiting and retaining community-based faculty to teach medical students—a shared perspective from the Alliance for Clinical Education. *Teach Learn Med.* 2016;28(3):329–336. https://doi.org/10.1080/10401334.2016.1152899.

19. Henschen BL, Bierman JA, Wayne DB, et al. Four-year educational and patient care outcomes of a team-based primary care longitudinal clerkship. *Acad Med.* 2015;90(11 suppl):S43–S49. https://doi.org/10.1097/ACM.0000000000000897.

20. Gould BE, Grey MR, Huntington CG, et al. Improving patient care outcomes by teaching quality improvement to medical students in community-based practices. *Acad Med.* 2002;77(10):1011–1018. https://doi.org/10.1097/00001888-200210000-00014.

21. Olney CA, Livingston JE, Fisch SI, Talamantes MA. Becoming better health care providers: outcomes of a primary care service-learning project in medical school. *J Prev Inter Community.* 2006;32(1-2):133–147. https://doi.org/10.1300/J005v32n01_09.

22. Veloski J. The value added to clinical care by medical education. *Health Policy Newsletter.* 1998;11(2):Article 5. https://core.ac.uk/download/pdf/46969067.pdf. Published online January 1, 2005. Accessed 15.04.21.

23. Hirsh DA, Ogur B, Thibault GE, Cox M. "Continuity" as an organizing principle for clinical education reform. *N Engl J Med.* 2007;356(8):858–866. https://doi.org/10.1056/NEJMsb061660.

24. Liaison Committee on Medical Education. Functions and Structures of a Medical School 2020–2021. https://medicine.mercer.edu/wp-content/uploads/sites/7/2020/01/2020-21_Functions-and-Structure_2019-10-04-1-1.pdf. Published online March 2019. Accessed 26.05.21.

25. Clayton PH, Bringle RG, Hatcher JA, eds. Research on Service Learning: Conceptual Frameworks and Assessment: Communities, Institutions, and Partnerships. *Stylus Pub*; 2013.

26. Hunt JB, Bonham C, Jones L. Understanding the goals of service learning and community-based medical education: a systematic review. *Acad Med.* 2011;86(2):246–251. https://doi.org/10.1097/ACM.0b013e3182046481.

27. Magzoub MEMA, Schmidt HG. A taxonomy of community-based medical education. *Acad Med.* 2000;75(7):699–707. https://doi.org/10.1097/00001888-200007000-00011.

28. Davidson RA, Waddell R. A historical overview of interdisciplinary family health: a community-based interprofessional health professions course. *Acad Med.* 2005;80(4):334–338. https://doi.org/10.1097/00001888-200504000-00005.

29. Buckner AV, Ndjakani YD, Banks B, Blumenthal DS. Using service-learning to teach community health: the Morehouse School of Medicine Community Health Course. *Acad Med.* 2010;85(10):1645–1651. https://doi.org/10.1097/ACM.0b013e3181f08348.

30. Simpson SA, Long JA. Medical student-run health clinics: important contributors to patient care and medical education. *J Gen Intern Med.* 2007;22(3):352–356. https://doi.org/10.1007/s11606-006-0073-4.

31. Chen HC, Sheu L, O'Sullivan P, ten Cate O, Teherani A. Legitimate workplace roles and activities for early learners. *Med Educ.* 2014;48(2):136–145. https://doi.org/10.1111/medu.12316.

32. Meah YS, Smith EL, Thomas DC. Student-run health clinic: novel arena to educate medical students on systems-based practice. *Mt Sinai J Med.* 2009;76(4):344–356. https://doi.org/10.1002/msj.20128.

33. Buchanan D, Witlen R. Balancing service and education: ethical management of student-run clinics. *J Health Care Poor Underserved.* 2006;17(3):477–485. https://doi.org/10.1353/hpu.2006.0101.

34. Jonassen DH, Land SM, eds. *Theoretical Foundations of Learning Environments.* Mahwah, NJ: L. Erlbaum Associates; 2000.

35. Curry RH. Meaningful roles for medical students in the provision of longitudinal patient care. *JAMA.* 2014;312(22):2335. https://doi.org/10.1001/jama.2014.16541.

36. Lin SY, Schillinger E, Irby DM. Value-added medical education: engaging future doctors to transform health care delivery today. *J Gen Intern Med.* 2015;30(2):150–151. https://doi.org/10.1007/s11606-014-3018-3.

37. Gonzalo JD, Thompson BM, Haidet P, Mann K, Wolpaw DR. A constructive reframing of student roles and systems learning in medical education using a communities of practice lens. *Acad Med.* 2017;92(12):1687–1694. https://doi.org/10.1097/ACM.0000000000001778.

38. Zwarenstein M, Goldman J, Reeves S. Interprofessional collaboration: effects of practice-based interventions on professional practice and healthcare outcomes. In: *Cochrane Database of Systematic Reviews.* The Cochrane Collaboration. West Sussex, UK: John Wiley & Sons, Ltd; 2009. https://doi.org/10.1002/14651858.CD000072.pub2.

39. Reeves S, Pelone F, Harrison R, Goldman J, Zwarenstein M. *Interprofessional collaboration to improve professional practice and healthcare outcomes.* Cochrane Effective Practice and Organisation of Care Group, ed. *Cochrane Database of Systematic Reviews.* Published online June 22, 2017. https://www.cochranelibrary.com/cdsr/doi/10.1002/14651858.CD000072.pub3/full. Accessed 26.05.21.

40. Chang A, Ritchie C. Patient-centered models of care: closing the gaps in physician readiness. *J Gen Intern Med.* 2015;30(7):870–872. https://doi.org/10.1007/s11606-015-3282-x.

41. Onie RD. Creating a new model to help health care providers write prescriptions for health. *Health Aff (Millwood).* 2012;31(12):2795–2796. https://doi.org/10.1377/hlthaff.2012.1116.

42. Freeman HP, Rodriguez RL. History and principles of patient navigation. *Cancer.* 2011;117(15 suppl):3539–3542. https://doi.org/10.1002/cncr.26262.

43. Gonzalo JD, Graaf D, Ahluwalia A, Wolpaw DR, Thompson BM. A practical guide for implementing and maintaining value-added clinical systems learning roles for medical students using a diffusion of innovations framework. *Adv Health Sci Educ.* 2018;23(4):699–720. https://doi.org/10.1007/s10459-018-9822-5.

44. Bae S, Kokka K. *Student Engagement in Assessments: What Students and Teachers Find Engaging.* Stanford, CA: Stanford Center for Opportunity Policy in Education; 2016.

第 3 章

项目评估在增值医学教育中的作用：总体结果及其与学习评价的联系

Jamie Fairclough，Sally Santen，Leslie Sheu，and Judee Richardson

学习目标

1. 描述项目评估在增值医学教育中的作用和实用性。

2. 回忆制定全面评估计划时需要考虑的关键问题。

3. 比较和对比评估类型、方法和工具，以获取和组织与评估计划一致的数据。

4. 确定一个可用于衡量和评估增值教育活动学习成果的评估框架。

5. 描述项目评估和学习评价是如何相互关联的。

6. 解释为什么利益相关者的参与是项目评估计划和实施的一个重要方面。

提纲

本章提要

在这一章，我们提供了一个专门针对医学教育项目评估的正式定义，并讨论了评估计划对增值医学教育项目的重要性。然后，我们确定了五种类型的评估，并介绍了可用于制定评估计划的各种方法和工具，这些工具中包括逻辑模型。我们描述了评估框架如何在教育活动设计中起到指导作用，以展示学生在目标学习结果方面的成就。我们还描述了如何使评价与项目目标和评估要素保持一致。最后，我们解释了内部和外部利益相关者参与整个评估过程的重要性。

项目评估：在医学教育中的效用

正式的评估过程是记录机构利益相关者的成果和提高教育项目质量的关键。多年来，评估专家扩大了定义并实施了指导评估工作和活动的框架。在提出的许多评估定义中，有两个对医学教育工作者来说特别值得注意。在 2018 年 3 月发布的题为《医学院的职能和结构：医学教育项目认证标准》的文件中，医学教育联络委员会（Liaison Committee on Medical Education，LCME）将评估定义为"系统地使用各种方法来收集、分析和使用信息，以确定一个项目是否完成了其使命和实现了其目标"[1]。为了帮助医学院关注评估工作，LCME 制定了相关的认证标准和相应的要素，以指导医学教育评估活动。

LCME 标准 8.4（题为"教育项目成果评估"）概述了评估医学教育项目整体质量的期望，其中包括对任何可能影响学生成果、患者照护和医疗保健供给系统的教学和（或）体验活动的评估[1]。因为 LCME 负责大多数美国医学院认证，在开发或采用新方法和改进现有方法以提升评估数据跟踪和监测方面，全国各地的教育工作者都能获得利益。

对医学教育工作者来说很重要的第二个定义来自美国疾病控制与预防中心（Centers for Disease Control and Prevention，CDC）。美国疾病控制与预防中心将评估定义为一种系统方法，用于收集、分析和利用数据来评估项目的有效性和效率。为了提供进一步的指导，美国 CDC 采用了教育评估标准联合委员会（Joint Committee on Standards for Educational Evaluation）的 30 项标准，并将其分为四类，以帮助组织制定评估计划[2]。在本章，我们希望制定一个专门针对医学教育的评估定义。在这样做的过程中，我们考虑了 LCME 和 CDC 定义和标准的各个方面，并将医学教育评估定义为一个系统过程，即根据一组准则或已经确立的标准收集、分析和比较数据，以评估医学教育项目的质量、影响和有效性。

2010 年，Vassar 等在《卫生专业教育评估杂志》（Journal of Educational Evaluation for Health Professions）上发表了一篇文章，强调了项目评估在医学教育中的效用。作者断言，以效用为重点的评估程序可以帮助医学教育机构回答有关医学教育项目，以及随后的增值医学教育活动的整体质量和有效性的问题[3]。只有在预期用户认为是有益的情况下，以效用为中心的评估才能被认为是有效的。因此，医学教育工作者需要了解内部和外部利益相关者提出的兴趣和期望。当外部利益相关者包括认证机构（如 LCME）时，为确保成功，我们必须纳入标准和最低要求，并证明实现机构使命和实现项目目标所需的资源需求是必要的。当外部利益相关者包括公共卫生机构（如美国国家疾病控制与预防中心）时，我们需要确保使用的标准、选择的指标和建立的最低标准，对于评估项目的质量和有效性是恰当的。

现在我们对项目评估及其与医学教育的相关性有了更广泛的了解，我们将探讨全面评估计划的具体组成部分。本章的后续部分将重点关注增值项目的评估计划开发；讨论评估计划和实施中使用的评估类型、方法和工具；描述一个评估框架，用于估计与教育活动和评价策略一致的学习成果的实现；以及在评估过程中利益相关者参与所需要考虑的因素。

制定评估计划

评估计划是一份动态文件，在整个项目的开发和实施、数据收集、数据分析、报告和建议阶段都可以参考。该计划可以被视为教育团队遇到起伏（山丘和谷地）、意想不到的障碍（水体、大坝、海拔变化）和顺利进展（清晰道路和路径）时的地形图。这也有助于团队专注于评估的目的、可衡量的目标以及如何实现循证成功。因此，一个高质量且经常被引用的评估计划至关重要。

制定评估计划的常见且有用的第一步

是提出关键问题。例如：你想完成什么（即你的目标是什么）？当前环境中的差距在哪里？有必要填补这些空白吗？填补这些空白的最佳方法是什么？什么是最高质量的结果？你需要什么证据才能获得它们？你将如何利用收集到的信息为决策和战略计划提供信息？

CDC 建议在评估计划中询问和厘清三个核心问题[4]：

1. 要评估的项目是什么？预期结果与最初的目标有什么关联？

2. 项目将如何设计和实施？（这通常被称为过程评估）

3. 为什么需要这个项目？该项目旨在填补当前知识和（或）需求中的什么空白？

CDC 还建议在评估计划过程早期纳入利益相关者，并在评估计划自身中清晰描述该项目[4]。CDC 鼓励将评估设计集中在时间限制、预算范围、政治环境和可接受性以及质量保证控制的可行性上。对计划的各个组成部分进行持续的修改和重新评估是必要的。

1999 年，CDC 提出了一种图形化的评估展现方法，至今仍被广泛使用（图 3.1）[4-5]。在图形的外圈中，有评估过程中的步骤，包括纳入利益相关者、描述项目、关注评估设计、收集可信证据、证实结论、确保使用和分享所学到的经验。这些步骤并不总是线性的，因为计划和实施具有循环的特性。在考虑具体的情境和项目时，每个步骤都需要花费时间。

图形的内圈介绍了公共卫生中强有力评估的标准。这些标准分为四个方面：实用性、可行性、适当性和准确性[5]。这些标准适用于评估计划及其实施的每个步骤和阶段。实用性指的是收集的信息如何满足预期用户的需求。可行性指的是保持现实、审慎、富有策略和经济的方法。适当性包括始终遵守法律和道德行为准则，关心参与者和受影响者的福祉。准确性包括评估的全面性和数据的坚实基础。

在《世界卫生组织评估实践手册》中，世界卫生组织（WHO）提出了与 CDC 评估

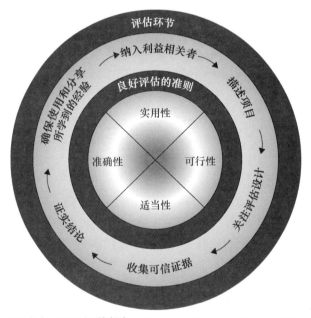

图 3.1　美国疾病控制与预防中心项目评估框架　National Center for Chronic Disease Prevention and Health Promotion. *Developing an Effective Evaluation Plan*：*Setting the Course for Effective Program Evaluation*. Centers for Disease Control and Prevention. http：//www.cdc.gov/obesity/downloads/CDC-Evaluation-Workbook-508.pdf. Published 2011. Accessed December 11，2020.

计划和实施框架一致的建议，包括通过研究从一个结果到另一个结果的过程（CDC 问题 2）[6]，来关注预期和实际结果之间的关系。该组织还建议关注干预措施的相关性、影响力、效果、效率和可持续性，以及它们的贡献（CDC 问题 1、2 和 3）。最后，通过提供可信、可靠、有用以及基于证据的信息，评估人员将为决策和战略计划周期的项目开发提供指导（CDC 问题 3）。

根据 CDC 和 WHO 的建议，评估计划应该全面而整体，包括研究问题、方法、分析和结果的预期使用 / 呈现。在制定计划时，重要的是要记住：

- 尽早开始评估计划
- 早期邀请利益相关者参与，清楚地阐明既定的需求、目标和目的
- 选择高质量、有效和可靠的方法设计和分析计划
- 关注结果将来如何应用，以及将以何种形式向谁传达
- 收集高质量和高效用的数据

确切的计划方法和具体步骤是什么，取决于所选择的评估类型以及在获得和监测数据时所选用的具体方法和工具如何。因此，教育工作者需要在提出和回答核心问题的同时确定这些因素。

评估类型、方法和工具

在撰写本章的过程中，医疗领域正处于新冠病毒感染疫情的前线。美国医学院校协会（Association of American Medical Colleges，AAMC）为医学院发布了多份与学生临床参与（2020 年 3 月 17 日）、直接患者接触活动（2020 年 3 月 30 日）和医学生角色（2020 年 4 月 14 日）有关的指导文件。随后，于 2020 年 8 月 14 日发布的一份文件取代了早期的指导意见，更新了医学生使用个人防护设备和学生直接参与、面对面临床照护的情况[7]。鉴于学生在临床环境中的角色发生了急剧而迅速的变化，既有局限性（例如，与患者面对面的活动），也有机会（例如，实施项目）。随着当地经验、实时科学知识和医疗指南在 COVID-19 期间的不断发展，评估对于确保持续适应角色至关重要。项目开发人员需要了解新冠病毒感染的健康和安全问题，以及 AAMC 建议对医学院评价和评估工作的潜在影响。

无论情境如何，都要为给定的项目选择最佳的评估类型、方法和工具，我们必须首先考虑评估目标。在项目开发的早期，评估的目标可能是获得反馈，以确保项目或活动是可行的，并与目标适当地联系在一起。随着时间的推移，评估可能会更加关注结果或影响。在表 3.1 中，我们比较了形成性评估、终结性评估、过程评估、结果评估和影响评估，并提供了如何使用每种评估方法来具体评估增值医学教育项目和 COVID-19 项目的示例。

一旦选择了评估类型，计划团队需要确定与项目结果相一致的最佳评估方法。可以使用定量、定性或混合方法来获得任何计划方法（例如以效用为重点的方法、目标导向的方法）的各种类型的评估数据[8-9]。

- **定量方法**：提供可计量的数值型数据，可用于衡量产出和量化影响。定量数据可以从调查、评估、问卷、考试、评分和其他数据收集工具中收集。
- **定性方法**：提供更加细致和主观的数据。这些方法可用于获取一些信息，用于回答关于过程、价值和问责性的问题，其中一些问题可能难以量化。定性指标回答的是开放性问题，而不是离散的问题；数据可以来自观察、访谈、案例研究或焦点小组。获得定性数据的价值在于它提供了更详细的回答，例如为什么、怎么

表 3.1　与新冠病毒感染疫情相关的评估类型、定义和实例

评估类型	定义	增值医学教育项目的具体示例
形成性评估	对项目的价值进行评估，通常在项目的开发过程中，目标是进行早期修改以改进项目	来自利益相关者（学生、教师、机构领导者、教育领导者）的频繁反馈，以确保目标的实现 新冠病毒感染疫情示例：从指导教师 / 住院医师处获得关于学生在新冠病毒检测站点 / 电话中心工作时所增加价值的反馈
终结性评估	在项目（或项目的一部分）结束时进行评估，以了解其有效性	在第一年的增值项目完成后，对利益相关者进行调查或访谈，询问具体活动的价值以及是否达到了学习目标 以知识为基础的考试，评估是否达到学习目标 新冠病毒感染疫情示例：评估医学生开发的新冠病毒感染资源指南的效用
过程评估	评估具体活动，以确定它们按预期实施	在与实施战略有关的活动结束时进行调查或焦点小组访谈 对活动进行观察，以评估它们是否按预期执行，并排除效率低下或有误解的问题 新冠病毒感染疫情示例：使用清单确保学生正确记录所提供的远程医疗服务
结果评估	评估项目所带来的知识、态度和行为的变化	针对学生、学员或患者参与项目的结果（包括知识、舒适度、技能）进行调查、访谈或焦点小组访谈 新冠病毒感染疫情示例：采访卫生系统领导者，了解他们对学生参与疫情质量改进（quality improvement，QI）工作的态度
影响评估	对项目的长期、持续性变化进行评估	随着时间的推移，审查学生的 QI 项目结果，以及由于学生参与而导致卫生系统流程或患者结局的变化 新冠病毒感染疫情示例：评估新冠病毒感染疫情工作流程的更新程度，以反映医学生的增值作用

做、达到什么程度。

- **混合方法**：结合了定量和定性方法的元素，它们可以相互补充。定量方法可以提供比定性方法更深入了解问题的信息。与之相对应，定性方法可以提供初步数据，为定量调查的设计提供信息，以便对更广泛的受众进行管理。

就像有不同的方法可以指导评估计划一样，也有不同的工具可以帮助收集定量数据和定性证据，以展示项目的成功。逻辑模型与指导性问题结合使用，再加上评估计划，可以帮助塑造评估方法。

根据 WK Kellogg 基金会的说法，逻辑模型是用于项目评估和战略报告活动的行动导向工具[10]。CDC 正式将逻辑模型定义为"呈现您的项目的资源、活动、产出、结果和影响之间共享关系的图形描述（路线图）"[11]。当逻辑模型中获得项目的关键要素并线性展示时，利益相关者可以看到各个组成部分和项目活动与预期结果的对齐方式。尽管逻辑模型因项目的规模和构成以及评估过程的复杂性而有所不同，但 WK Kellogg 基金会和 CDC 都建议使用至少获得以下与项目相关的模型：①投入；②活动；③产出；④结果（可以是短期、中期或长期）；⑤影响。这些组成部分的定义如下[10-11]：

- **投入**：用于实施项目的资源，可以包括财力、物力和（或）人力资源。
- **活动**：用于实施项目的过程和（或）

行动。

- **产出**：项目活动的产物。
- **结果**：用于确定项目是否实现了预期目标的结果；可以是短期、中期或长期的结果。
- **影响**：作为项目实施结果而发生的可衡量变化。

使用方法、工具和核心问题的组合可以加强评估结果。包含重要信息的逻辑模型可以帮助教师提出深入的问题，这些问题可用于指导计划工作，并塑造用于评估增值医学教育项目质量和成功的过程。一旦所有问题被制定好，并将这些问题映射回逻辑模型是有帮助的。这种对应可以帮助领导者在项目的早期阶段确定以下内容：①将被评估的项目的具体方面；②与利益相关的结果最相关的项目活动；③数据收集方法和数据报告需求；④实施程序和时间表。由于逻辑模型中包含了所有相关细节，项目开发者可以更容易地确定他们的项目是否按计划实施，并确定相关活动直接的可量化产出。他们还可以评估项目的短期、中期和长期结果是否在可用资源和假设条件下实现。提出与利益相关者期望、利益和需求相关的问题可以帮助医学院优先考虑评估活动，并将评估方法集中在对运营和报告最为重要的领域。其他可能不被添加到逻辑模型中但仍应考虑的问题包括如下[11]：

1. 项目每个方面的目标受众是谁？

2. 目标受众对该项目会有哪些问题（与他们自身的利益和报告需求相关）？

3. 目标受众将如何使用从正式评估过程中获得的信息？

为了进一步说明逻辑模型作为评估增值医学教育的有效工具的可行性，我们提供了一个基于 COVID-19 期间的新增值学生项目的样本模型（图 3.2）。

评估框架

严格的项目评估将从项目目标开始，并在此基础上建立测量进展和达到目标结果的方法。在设定这些目标时，考虑到结果的不同层次是有帮助的，同时也要认识到评估可能无法收集所有层次的数据。

柯式模型是评估培训和教育项目效果最常用的模型之一。这个四级模型的重点是评估：①对项目的反应或满意度；②从项目中学到的知识；③学习者行为的变化；④项目结果或在更大情境下的影响[12]。Moore 等将柯式框架从四级扩展到七级，加入了与继续医学教育相关的元素。这个扩展的框架包括将参与作为评估的最低级别，并在最高级别中增加了患者和社区健康作为额外的影响层次[13]。对于教育工作者来说，后者在评估他们学生的增值经历时可能特别有帮助。

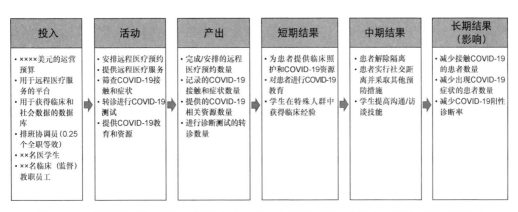

投入	活动	产出	短期结果	中期结果	长期结果（影响）
· ××××美元的运营预算 · 用于远程医疗服务的平台 · 用于获得临床和社会数据的数据库 · 排班协调员（0.25个全职等效） · ××名医学生 · ××名临床（监督）教职员工	· 安排远程医疗预约 · 提供远程医疗服务 · 筛查COVID-19接触和症状 · 转诊进行COVID-19测试 · 提供COVID-19教育和资源	· 完成/安排的远程医疗预约数量 · 记录的COVID-19接触和症状数量 · 提供的COVID-19相关资源数量 · 进行诊断测试的转诊数量	· 为患者提供临床照护和COVID-19资源 · 对患者进行COVID-19教育 · 学生在特殊人群中获得临床经验	· 患者解除隔离 · 患者实行社交距离并采取其他预防措施 · 学生提高沟通/访谈技能	· 减少接触COVID-19的患者数量 · 减少出现COVID-19症状的患者数量 · 减少COVID-19阳性诊断率

图 3.2　逻辑模型示例　项目：学生为 COVID-19 疫情隔离的贫困人口提供远程医疗服务

修改后的框架的第一个级别是参与，我们认识到如果学习者在活动中不出现和不参与其中，他们可能很难理解材料，甚至可能无法学习。对于课程中不要求强制出席的一些课程，这一点尤为真实。模式的第二个级别是满意度。为了评估学习者对项目的反应，评估者可能会在课后调查中询问学生他们对项目的看法，哪些方面是有价值的，以及可能需要进行哪些改进。评估的第三个级别是学习。这个层次既是声明性的（知道），又是程序性的（知道怎么做）。Moore 提出，这个层次可以通过主观方式来衡量，即询问学生是否学到了东西，或者通过评估者使用客观的学习评价方法（例如知识的前后测试）来衡量学习情况。第四个层次评估的是项目旨在学生学习的某种技能或能力。能力可以通过对活动的客观观察或主观的自我报告来衡量。Moore 模型的第五个层次包括在现实生活环境中参与增值活动的学生行为或表现的变化。与评估框架的其他层次一样，这个结果可以通过参与者的自我报告调查进行客观或主观的衡量，询问活动是否改变了他们的行为。虽然主观的衡量方法是合适的，但更可靠的结果应该是通过直接测量行为表现来进行，比如直接观察、整体评价、检查表和对项目的评分。

Moore 通过将患者健康和健康共同体作为额外的影响层次纳入其中，进一步完善了柯式模型[13]。这些补充表明，如果结果可以使用与患者相关的衡量指标（例如改善的健康状况）来评估更高级别的影响，那么这项活动被认为是有效的。类似地，衡量群体健康的改善可能包括注意到流行病学报告和（或）与学生增值项目实施有关的数据的变化。这种关注患者和健康共同体的方法在评估增值学生项目时特别有帮助，因为目标不仅仅关注学生的学习，还包括对健康系统、患者和人群的影响。表 3.2 总结了 Moore 基于柯式模型修改后的框架层次[13]。

修订后的柯式和 Moore 评估框架与学生评价框架有一些重叠，我们将在下面讨论。

表 3.2　修订后的柯式框架和 Moore 框架

评估框架	说明	数据来源
参与水平	参加的学生人数	登记或出勤记录
满意度	参与者期望得到满足的程度	主观：活动结束后由参与者填写的问卷
学习水平	参与者表现出知道该活动想让他们知道什么或如何知道的程度	客观：知识的前测和后测 主观：获得知识的自我报告
表现水平	参与者在多大程度上完成了活动希望他们能够做的事情	客观：观察医务人员在患者照护中的表现；评分项目 主观：自我报告的能力或表现
患者健康水平	参与者的活动对患者健康状况的改善程度	客观：记录在患者病历或管理数据库中的健康状况测量 主观：患者自我报告健康状况
社区健康水平	患者群体的健康状况因参与者的实践行为改变而改变的程度	客观：流行病学资料和报告 主观：社区自我报告

改编自：Moore DE，Green JS，Gallis HA. Achieving desired results and improved outcomes：Integrating planning and assessment throughout learning activities. *J Contin Educ Health Prof.* 2009；29：1-15. https：//doi.org/10.1002/chp. PMID：19288562.
注意：这些作者包括了第 4 级能力——"展示怎么做"，这被排除在这个模式之外，因为这个级别通常是通过模拟来评估的。

总体结果及其与学习评价的联系

将为了学习的评价（形成性）和对学习的评价（终结性）与增值项目的目标和项目评估计划相统一非常重要。评价（assessment）是一个迭代的过程，旨在提供有关学生学习内容和学习质量的有用反馈。通过这种方式，评价数据与目标、增值项目的评估相联系。协调这些工作并将数据用于质量改进（quality improvement，QI）周期是一种信息丰富且有效的方法。

一些教育工作者使用米勒的临床能力金字塔来聚焦特定层次的学习和评价[14]。学习者必须首先知道要做什么。这一层包括获取和解释事实、信息或陈述性知识。米勒金字塔的下一层是知道怎么做。这称为程序性知识，它指的是学习者描述如何做某事，但可能无法真正做到。第三层是展示如何做，学习者应该展示他们已经学到的如何完成任务。米勒金字塔的最后一层是做，指的是学习者在实践和工作中使用他们已经发展的知识和技能。表 3.3 提供了每个层次评价类型的示例。

最后，乔治·华盛顿大学学术计划和评估办公室提供了评价循环（图 3.3）及其与项目的整体目标或结果关系的良好示例[15]。这个特定评价循环的一个主要优点是它与米勒金字塔一致，因为两者都包括：①确定学生在完成项目时应该知道和（或）能够做到

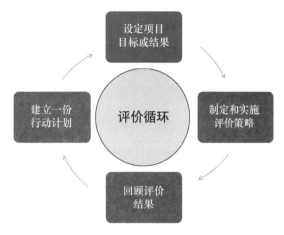

图 3.3　评价循环　经乔治·华盛顿大学学术计划和评估办公室许可改编

什么；②制定评估策略以衡量预期的学习类型和质量；③应用知识以及展示与项目目标或结果相关的技能。评价的结果通过行动计划纳入教育循环，旨在改善学习并缩小知识差距。

本书始终讨论了有意识地开发整合形成性和终结性评价的重要性以及与其他项目元素，如项目评估的关系。在第 2 章中，评价被描述为促进参与、投入和投资于与学习相关联的活动，关键因素是相关性、真实性、自主性、协作、高阶思维技能和自我评价。第 4 章描述了健康系统科学评价的开发与课程开发和学习机会的增值要素之间联系的重要性。第 6 章描述了一个基于米勒金字塔的多模式学生评价的社区项目。最后，第 8 章描述了评估数据揭示基于知识的评价不一致的情况。这些评价方法的示例进一步说明了医学教育项目如何使用与机构评估工作相辅相成的评价方法。

确保利益相关者参与项目评估

在评估增值医学教育项目时，我们必须记住要在整个过程中与利益相关者进行互动。根据以效用为中心的评估方法，我们认为内部和外部利益相关者是评估结果的预

表 3.3　适用于米勒金字塔能力水平的评估例子	
学习水平	**评价类型**
了解	书面考试（多项选择题，判断题）
了解怎么做	案例陈述论文
展示	模拟，解决问题或案例，患者日志，客观结构化临床考试（objective structured clinical examination，OSCE）
实践	基于工作场所的直接观察评价，项目评估

期使用者，因此，我们需要在项目计划阶段（在活动实施之前）与这些利益相关者开始沟通。很多时候，在项目开始后才寻求和评估考虑利益相关者意见，这对项目是不利的。在评估中，"谁的意见重要？"和"对他们来说什么才是真正有意义的？"是两个最重要的问题[16]。因此，评估问题（在本章的前一节中提出）和利益相关者的意见需要在项目计划初期考虑。

在项目计划阶段与利益相关者沟通时，领导者应了解与项目所述使命和目标相关的利益相关者的利益和需求。关于与增值医学教育相关的需求，项目开发者首先必须确保利益相关者了解项目的目标和教育机构关心的结果。这些信息将帮助利益相关者：①了解项目预期结果与项目目标的一致性；②将自己的目标和报告需求与医学教育项目的目标保持一致；③意识到在制定项目时所做的内部假设和需要考虑的特定情境因素。了解后者将使利益相关者在评估结果方面有更现实的考量。

在项目计划过程的早期，利益相关者的参与可以成为实施增值医学教育活动机构的宝贵资源。例如，一家教学医院的导师可能根据他们在其他医学院的经验以及对复杂且不断变化的医疗保健系统的理解，获得了关于如何通过创新方式让学生参与增值实践活动的知识。这种洞察力可以进一步指导开发或影响以目标为导向的计划活动。因此，应将利益相关者的意见纳入最初的评估计划中。

在计划实施阶段，利益相关者应及时获得有关重大计划变更及其潜在影响的更新。同时，计划开发者可以了解利益相关者对评估结果的期望和预期用途是否有变化。在实施阶段的参与还可以为利益相关者提供额外的机会，共享新的见解，并作为形成性评估过程的一部分，对项目的感知价值进行持续评价。一旦评估结果可用，应按照评估计划

的要求向利益相关者提供结果。利益相关者可以将这些结果用于自身的内部需求，同时提供有关所提供信息的实用性和项目改进建议的反馈。

结论

项目评估是医学教育的增值组成部分。医学教育者需要采取几个步骤来开发全面的评估，以展示项目的成功。首先，教育者和利益相关者需要考虑一组核心问题，这些问题与他们的增值教育目标、预期结果和预期影响相一致。通过在过程早期提出这些问题，教育者将能够制定一个评估计划，其中包括适用于特定项目的最佳路径、方法、框架和工具。由于评估过程的动态性，评估计划可以在项目实施后进行调整，以反映随时间的变化，并重新关注其他结果和影响。利用稳健评估的结果，医学教育者将更好地准备好识别成功领域，以及需要改进的领域，并优先考虑强调医学生增加医疗保健团队价值的教育活动。

核心要点

1. 医学教育评估是一种系统的方法，用于收集和分析数据，以确定一个项目或活动是否达到其规定的目标。

2. 系统化、以效用为导向的评估侧重于质量和效果，采用与内部和外部利益相关者的利益和期望相一致的措施。

3. 在制定评估计划时，重要的是提出"是什么""怎么做"和"为什么"等问题。要评估的活动或项目是什么？如何确定结果与最初的目标相关联？项目将如何设计和实施？这如何影响我的评估计划？为什么需要这个项目？它将填补哪些空白？

4. 重要的是让为了学习的评价（形成性）和对学习的评价（终结性）与增值项目

的目标相一致。

5. 根据评价数据实施项目改进，通过质量改进循环协调和连接目标评价、结果和项目评估。

6. 利益相关者应在项目过程的早期阶段提供意见，以利用他们的专业知识并设定对评估结果的现实期望。在实施阶段，及时向利益相关者同步更新，提供持续改进的机会并保持沟通畅通。

进一步思考的问题

1. 从长远来看，新冠病毒感染疫情将如何影响医学教育评估？

2. 医学教育评估程序将如何随着医疗保健和技术的进步而发展？

3. 我们可以使用哪些方法来评估学生主导的质量改进举措？医学生给质量改进委员会带来了什么价值？

4. 在评估联合（双）学位课程（如医学博士 / 公共卫生硕士、医学博士 / 硕士）和医师学者课程（即 Allopathic 体系医学博士 / 学术型博士、Osteopathic 体系医学博士 / 学术型博士）时，需要考虑哪些因素？我们如何确定这些学生为医疗保健团队带来的增值？

5. 在为具有区域校区的学院 / 学校制定医学教育评估计划时，有哪些独特的挑战？

6. 如何使用评价和评估数据来改进医学教育教学，同时巩固学习者对其自身对患者和群体健康影响的理解？

注释参考文献

National Center for Chronic Disease Prevention and Health Promotion. *Developing an Effective Evaluation Plan: Setting the Course for Effective Program Evaluation.* Centers for Disease Control and Prevention. http://www.cdc.gov/obesity/downloads/CDC-Evaluation-Workbook-508.pdf. Published 2011. Accessed December 11, 2020.

这本指南描述了一个可用于指导评估计划工作和评价活动成功实施的六步框架，概述了可用于传播结果和经验教训的评估计划、逻辑模型和沟通计划的核心要素。

World Health Organization. *WHO Evaluation Practice Handbook.* World Health Organization Publishing. https://apps.who.int/iris/handle/10665/96311. Published 2013. Accessed December 11, 2020.

本手册为评估计划提供了逐步的指导。世界卫生组织讨论了为提高质量而适当使用评估程序的问题，并确定了可与其他评估步骤同步进行的评价。

Giancola SP. *Program Evaluation: Embedding Evaluation Into Program Design and Development.* Newbury Park, CA: SAGE Publications, Inc; 2020.

这本书给出了评估过程的概述，并提供了如何为质量改进目的进行全面评估的实用指导。作者还就如何使用评估数据来驱动决策过程给出了建议。

WK Kellogg Foundation. *Using Logic Models to Bring Together Planning, Evaluation, and Action: Logic Model Development Guide.* https://www.wkkf.org/resource-directory/resources/2004/01/logic-model-development-guide. Published January 2004. Accessed December 11, 2020.

这本指南介绍了项目逻辑模型作为评估计划的工具，并提供了在此过程中可以使用的示例、核查单和模板。它还提供了关于如何扩展基本逻辑模型和应用建模技巧的指导，这些建模技巧说明了要包含在评估计划中的选择元素。

Moore DE, Green JS, Gallis HA. Achieving desired results and improved outcomes: Integrating planning and assessment throughout learning activities. *J Contin Educ Health Prof.* 2009;29:1–15. https://doi:10.1002/chp.20001. PMID: 19288562.

本文讨论了可用于计划和评价继续医学教育项目的各种方法。作者提出了一个扩展的（7 级）成果框架（基于 4 级柯式模型），可用于评估规划和实施。在最低评价等级中增加了参与率，并将患者和健康共同体作为补充等级列入。

参考文献

1. Association of American Medical Colleges and Liaison Committee on Medical Education. Functions and Structure of a Medical School: Standards for Accreditation of Medical Education Programs Leading to the MD Degree. Washington, DC: LCME; 2020. https://lcme.org/publications/. Published March 2020. Accessed December 11.

2. Centers for Disease Control and Prevention. *Program Evaluation.* https://www.cdc.gov/eval/index.htm. Published May 20, 2019. Accessed December 11, 2020.

3. Vassar M, Wheeler DL, Davison M, Franklin J. Program evaluation in medical education: an overview of the utilization-focused approach. *J Educ Eval Health Prof.* 2010;7:1. https://doi.org/10.3352/jeehp.2010.7.1. PMID: 20559515.

4. Centers for Disease Control and Prevention Framework for program evaluation in public health. *MMWR.* 1999;48 (No. RR-11):4–31.

5. National Center for Chronic Disease Prevention and Health Promotion. *Developing an Effective Evaluation Plan: Setting the Course for Effective Program Evaluation.* Centers for Disease Control and Prevention; 2020. http://www.cdc.gov/obesity/downloads/CDC-Evaluation-Workbook-508.pdf. Published 2011. Accessed December 11.

6. World Health Organization. *WHO Evaluation Practice*

Handbook. World Health Organization Publishing. https://apps.who.int/iris/handle/10665/96311. Published 2013. Accessed December 11, 2020.

7. Whelan AJ, Prescott J, Young G, Catanese VM, McKinney R. American Association of Medical Colleges. COVID-19: Guidance on Medical Students' Participation in Direct In-Person Patient Contact Activities. https://www.aamc.org/system/files/2020-08/meded-August-14-Guidance-on-Medical-Students-on-Clinical-Rotations.pdf. Published August 14, 2020. Accessed December 11, 2020.

8. Mertens DM, ed. *Research and Evaluation in Education and Psychology: Integrating Diversity with Quantitative, Qualitative, and Mixed Methods.* 5th ed. Los Angeles, CA: SAGE Publications, Inc; 2019.

9. Giancola SP. *Program Evaluation: Embedding Evaluation Into Program Design and Development.* Newbury Park, CA: SAGE Publications, Inc; 2020.

10. WK Kellogg Foundation. *Using Logic Models to Bring Together Planning, Evaluation, and Action: Logic Model Development Guide.* https://www.wkkf.org/resource-directory/resources/2004/01/logic-model-development-guide. Published January 2004. Accessed December 11, 2020.

11. Centers for Disease Control and Prevention, Program Performance and Evaluation Office. Program Evaluation Framework Checklist for Step 2. https://www.cdc.gov/eval/steps/step2/index.htm. Updated December 12, 2018. Accessed December 11, 2020.

12. Kirkpatrick D, Kirkpatrick J. *Evaluating Training Programs: The Four Levels.* San Francisco, CA: Berrett-Koehler Publishers; 1998.

13. Moore DE, Green JS, Gallis HA. Achieving desired results and improved outcomes: Integrating planning and assessment throughout learning activities. *J Contin Educ Health Prof.* 2009;29:1–15. https://doi.org/10.1002/chp.20001. PMID: 19288562.

14. Miller GE. The assessment of clinical skills/competence/performance. *Acad Med.* 1990;65(9 suppl):S63–S67. https://doi.org/10.1097/00001888-199009000-00045. PMID: 2400509.

15. The George Washington University, Office of Academic Planning and Assessment. *The Assessment Cycle.* https://assessment.gwu.edu/assessment-cycle. Published February 6, 2014. Accessed December 11, 2020.

16. Cook DA. Twelve tips for evaluating educational programs. *Med Teach.* 2010;32(4):296–301. https://doi.org/10.3109/01421590903480121. PMID: 20353325.

实践 / 预见习、
临床见习和纵向经历

第 2 部分重点介绍了来自美国各地的 7 个增值医学教育示例项目。这些项目均由属于美国医学会加速医学教育变革联盟（American Medical Association's Accelerating Change in Medical Education Consortium）的学校进行管理。作为代表的 7 所院校与当地多家合作伙伴成功开展了各种项目，并为医学生提供了丰富的体验。这些体验包括学生作为患者导医员（patient navigators）和照护协调员以及作为临床微观系统的参与者。还有一些项目则涉及让学生参与以社区为基础、以服务为导向的教育，作为健康指导者和教育工作者进行家访，或作为全国各地社区健康中心的嵌入式临床医生和倡导者。一些项目还将学生作为质量改进者和项目负责人。所有介绍到的项目都提供了相应的课程描述、学习目标、评价和评估策略、所需资源、实施历史以及对可行性和可持续性的关键建议的描述。

学生作为患者导医员：宾夕法尼亚州立大学医学院的案例

Ami L. DeWaters, Barbara Blatt, Deanna Dubots, Jed D. Gonzalo

学习目标

1. 讨论患者导医项目如何为患者个体、卫生系统以及学生教育增值。

2. 描述在患者导医项目中可能出现的挑战。

3. 考察跨专业网络在患者导医系统发展中的重要性。

提纲

本章提要

在这一章，我们描述了宾夕法尼亚大学医学院一年级医学生患者导医项目的实施情况。该项目是医学院卫生系统科学（health system science，HSS）课程的一部分，为学习关键概念提供了经验，如健康的社会决定因素（social determinants of health）、医疗保健政策、医疗保健结构和过程以及医疗保健改进等。该项目利用了医学院和卫生系统的资源，并依靠跨学科导师和教师的专业知识。本章概述了在院校医学教育环境中实施此类项目的益处和挑战。

引言

从宾夕法尼亚大学医学院患者导医项目的创建开始，我们的目标就是确保参与的医学生不仅为医疗系统增值，同时也为他们自己的教育增值。实际上，我们专门设计了患者导医项目来实现这些目标。该项目最初是美国医学会的加速医学教育变革资助项目编写的一套大型课程的一部分。该资助项目将卫生系统科学确立为宾夕法尼亚大学医学院医学教育的第四支柱，与基础科学、临床科学和健康人文（health humanities）相辅相成。

宾夕法尼亚大学医学院的 18 个月纵向

卫生系统科学课程在医学院的前 2 年提供。该课程侧重于在 12 个关键领域（见图 1.4）中培养知识、技能和态度，包括群体健康（population health）管理、卫生政策、卫生信息技术、高价值照护、医疗保健结构和流程以及医疗卫生系统改进。这门理论课程在正式的课堂环境中开设。然而，为了给学生提供在课堂讨论的概念中进行实际学习的机会，我们将正式课程与实践性的学生患者导医要素相结合。这让学生立刻沉浸在临床环境中，并给他们向患者和跨学科医生学习医疗保健服务系统和卫生系统科学概念的机会。

患者导医在医学领域是一个相对较新的概念。它起源于 1989 年美国癌症协会的"贫困人口的癌症听证会"（American Cancer Society National hearings on cancer in the poor），这次会议概述了贫困患者在寻求癌症治疗时面临的重大挑战[1]。Harold Freeman 博士于 1990 年在纽约哈林区启动了第一个患者导医项目，旨在解决这些挑战。该项目的实施显著改善了哈林医院中乳腺癌患者的健康状况。在完成对成效的验证之后，患者导医项目开始在美国各地兴起。由医疗团队中担任独特角色的个体执行，患者导医的关键原则包括[1]：

1. 关注患者及其照护需求

2. 整合资源获取途径，满足患者与分散的系统互动的需求

3. 设法消除或预防阻碍的产生

4. 促进跨场所的照护

5. 协调照护

这些原则与卫生系统科学的许多原则相一致。在课程中，要求学生广泛思考照护面临的阻碍，例如医疗卫生条件的差距或经济挑战可能会如何影响患者的健康。在患者导医项目的背景下，学生能够帮助患者克服这些具体障碍。这种经验不仅有助于学生学习这些原则，还使有需求的患者获得帮助。

宾夕法尼亚大学医学院患者导医项目概述

患者导医项目于 2014 年在宾夕法尼亚大学医学院启动。每位一年级的医学生都会分配到一位患者导医的导师，导师在特定的临床站点工作，这些站点有特定的导医需求。学生在第 1 个月的卫生系统科学课程中接受导医培训。培训包括社会性病史采集（social history taking）、与标准化病人的沟通培训、识别和理解健康的社会决定因素、贫困模拟（poverty simulation），以及对医生职责和职业道德核心原则的初步了解。在 1 个月的课程教育后，学生开始在他们的临床站点工作，并由指定的导师进行站点特定的入职培训。宾夕法尼亚大学医学院在 2020—2021 学年中有 18 个不同的临床站点。这些站点包括技术性护理中心、急性和亚急性康复中心、初级保健诊所和亚专科诊所（表 4.1）。每个站点的导师向分配的学生介绍患者导医项目，并描述该项目是如何与卫生系统科学团队、临床站点以及站点照护团队共同开发的。

此外，在准备期间，站点导师还会介绍在学生与需要帮助的患者直接接触时可能有用的社区资源。导师为每位学生分配一位或多位需要导医的患者。最初，一名患者被分配给两名学生，以融入协作学习的元素，并作为额外的安全保障（例如家访期间）。目标是让学生能够在 1 年内与多名患者建立长期和有意义的关系。除了能够通过家访、电话和异步通信了解患者的照护障碍，学生还利用站点导师和电子健康记录（electronic health record，EHR）来评估分配给他们的患者的医疗照护障碍。学生每个月花费 8 ～ 12 小时参与患者导医项目。

在站点导师的指导下，学生患者导医员执行三大类任务：

1. 为患者及其家庭提供信息和教育（例

表 4.1　患者导医项目中使用的临床站点概览			
站点	**学生数**	**情境类型**	**导师的专业**
宾夕法尼亚大学健康中心初级保健诊所 *	30	大学	社会工作者
宾夕法尼亚大学健康中心急性康复中心 *	28	大学	临床病例管理者
急救后技术护理中心 *	24	社区	高级实践提供者和医生
Beacon 诊所（初级保健）	2	社区	照护协调员和社会工作者
盖辛格圣灵医院	6	社区	照护协调员
黎巴嫩退伍军人①医院	4	大学	医生
黎巴嫩谷免费诊所（初级保健）	2	社区	照护协调员
宾夕法尼亚大学健康中心精神病研究所	4	大学	照护协调员
宾夕法尼亚大学健康中心乳腺诊所	4	大学	医生
宾夕法尼亚大学健康中心社区服务	8	大学	医务辅助人员
宾夕法尼亚大学健康中心饮食障碍诊所	2	大学	社会工作者和医生
宾夕法尼亚大学健康中心内科诊所（初级保健）	4	大学	医生
宾夕法尼亚大学健康中心儿科诊所（初级保健）	4	大学	照护协调员
宾夕法尼亚大学健康中心胃肠道亚专科诊所	4	大学	医生
YMCA-Harrisburg 哈里斯堡的青年组织	2	社区	病例工作者
WellSpan Sechler 癌症中心	2	社区	照护协调员和社会工作者
宾夕法尼亚大学健康中心麻醉门诊	2	大学	社会工作者
宾夕法尼亚大学医疗集团（初级保健）	2	大学	医生

* 枢纽站点，于 2016 年实施，以帮助建立项目的可持续性。

如社会照护项目和可用的社区资源）

2. 提供情感和心理支持

3. 促进对患者照护的协调和连续

在该项目的前 6 年中，大约有 800 名医学生为约 5000 名患者提供了患者导医服务，这些患者来自宾夕法尼亚州中南部、医学院周边的 5 个县。尽管关于这些患者的明确的健康结果还未经证实（正在调查中），但我们已经能够确定在 5 个县的招募区域内普遍存在的结构性和社会性的健康决定因素。学生会全年为他们的患者接触提交书面记录，并在这些记录中说明哪些结构性和社会性的健康决定因素适用于他们的患者。社会孤立、交通问题和缺乏心理健康服务是最常见的结构性和社会性决定因素。所有这些因素都在导致照护障碍方面起到了重要作用。在宾夕法尼亚健康中心（Penn State Health）专注于改善照护提供和满足不同地区和群体的患者需求的讨论中，这些信息被认为很有价值。因此，患者导医项目不仅已经能够向接受帮助的患者展示其价值，而且对于努力参与人群健康管理的医疗系统也具有重要意义[2]。

对于学生来说，这个项目是他们早期临床经历的主要组成部分，是他们首次接触临

---

① 原文为"VA"，是 veteran affairs 的缩写。美国退伍军人医疗系统为全美退伍军人提供全面医疗保障，是美国目前最大的医疗服务系统。——译者注

床环境。因此，这是他们首次融入医务界。该项目有助于促进他们在院校医学教育早期形成职业认同[3]。作为与课程的其他领域（包括健康人文）相辅相成的部分，医学院的学生将该项目视为参与并学习如何全面改善患者照护的一个机会[3]。

项目学习目标

患者导医项目的学习目标特意囊括了毕业后医学教育认证委员会（Accreditation Council for Graduate Medical Education）提出的 6 项核心胜任力：患者照护、医学知识、职业素养、基于系统的实践、人际沟通与技能、基于实践的学习与改进（表 4.2）。我们认为，只有通过早期沉浸在临床学习环境中，学生才能真正开始发展这些领域的知识、技能和态度。因此，患者导医项目独特地为一年级学生的教育增加了价值，因为它可以让学生们在这些领域获得胜任力，而院

校医学教育早期的标准教学课程则无法做到这一点[4]。此外，这种学习有助于改善学生在临床见习和见习后阶段的过渡。

首要的学习目标是让学生表现出一种整体的医疗服务方法，包括生物-心理-社会和基于系统的要素，同时作为积极的变革推动者参与到医疗卫生服务系统中。在课程结束时，学生们的置信职业行为包括：

1. 在非正式环境和临床环境中，与患者、医护人员和临床医生进行专业互动

2. 有效管理与患者和跨专业照护团队成员之间的沟通

3. 全面评估和诊断患者健康状况的根本原因

4. 为有需要的患者确定并促进其与卫生系统和社区资源的联系

5. 持续参与临床环境中跨专业照护团队的工作并为其做出贡献

6. 及时而准确地在电子健康档案中记录患者接触情况

表 4.2　与核心胜任力相关的患者导医置信职业行为（EPA）

	基于系统的实践	人际沟通与技能	患者照护	医学知识	基于实践的学习与改进	职业素养
EPA 1：在非正式和临床环境中与患者、工作人员和临床医生进行专业互动						√
EPA 2：有效管理与患者和跨专业照护团队成员之间的沟通	√					
EPA 3：全面评估和诊断患者健康状况的根本原因	√		√	√		
EPA 4：为有需要的患者确定并促进其与卫生系统和社区资源的联系	√		√			
EPA 5：持续参与临床环境中跨专业照护团队的工作并为其做出贡献	√	√	√		√	√
EPA 6：及时而准确地在电子健康档案（EHR）中记录患者接触情况	√					√
EPA 7：在处理患者的健康照护状况时，应用系统思维的习惯	√		√	√		
EPA 8：与患者建立治疗性关系	√	√	√			√

7. 在处理患者的健康照护状况时，应用系统思维的习惯

8. 与患者建立治疗性关系

对作为导医员的医学生进行评价的方法

前面概述了一系列广泛的学习目标和可供选择的置信职业行为，这需要为学生提供多模式评价工具。首先，与许多临床经验一样，学生的专业导师会对每个学生的表现进行评价。年中有一次评价是形成性的，而期末评价则是终结性的。站点导师评估用于评估沟通技能、专业属性、团队合作、协作以及与患者建立关系的能力。

其次，卫生系统科学课程中有几个小组专门听取学生的患者导医体验。在这些课程中，学生们被要求利用他们的经历来反思和讨论以下内容：他们在患者导医站点的角色，对站点的患者、临床医生和工作人员的观察，他们在经历中使用或观察到的系统思维的习惯，以及根据提示对其卫生系统经历进行的任何民族志（ethnographic）方式的观察。该活动中包含的民族志提示，与患者健康、群体健康、政策、公共卫生和基于价值的照护的社会决定因素有关。这些活动由他们的小组引导者（facilitators）进行评估，他们是不同于站点导师的教师。这些小组引导者能够更明确地评价学生在课堂上的系统思维技能，以及对他们患者导医经历的反思。

最后，在整个项目中，学生们被要求完成他们在导医过程中与患者个体经历的叙事日志。这些日志要求学生识别和讨论患者健康的结构性和社会性决定因素、医疗团队及其在为患者提供照护方面面临的个人挑战，以及学生为帮助患者而学习和应用的系统思维技能。这些日志由课程负责人审查，并允许用于评价学生全面评估患者医疗状况的

能力。

这种评价工具的组合对学生和医学院来说都非常有意义。这些评价工具已成为快速识别可能在职业素养或沟通技能方面遇到困难的学生的关键手段，这可能会预测他们未来在临床见习工作中的表现。通过早期识别出有困难的学习者，学生们能够迅速制定行为表现改进计划，从而防止在医学教育后期出现困难。宾夕法尼亚大学医学院现在依赖于这些评价工具，特别是在职业素养和沟通领域。

导医项目的评估程序

患者导医项目每年都会被严格评估。通过项目评估活动收集的数据具有双重目的。首先，这些数据使我们能够检查项目课程实施情况，以保持质量标准并确保符合认证要求。其次，这些数据使我们能够进一步了解教学方法的有效性。由于参与该项目的站点、患者群体和导师的多样性，确保每个站点都接受个性化评估至关重要。

为此，在学生接受站点导师评估的同时（年中和年末），他们还会对患者导医站点进行评估。课程负责人会仔细审查这些评估，如有必要，会在年中调整实际操作。此外，课程负责人每年与课程学生代表会面 3 次，以确保任何备受关注的问题或反馈都能得到解决。同样重要的是，确保站点导师有时间和空间对项目进行反馈。每年所有站点导师都会一起举办务虚会，特别要求他们对任何需要改进的领域以及如何提高学生为站点增值的能力发表意见。

从更宏观的系统角度来看，患者导医也被评估为有助于满足宾夕法尼亚大学医学院认证标准的能力。我们的项目主要满足了医学教育联络委员会（LCME）列出的几个项目，具体如下[5]。

1. 服务性学习（service learning）：定义

为"医学院的教师确保医学教育计划能为医学生参与服务性学习和社区服务活动提供足够的机会、鼓励和支持"

2. 社会性原则（societal principles）：定义为"医学院的教师确保医学课程包括关于常见社会问题的诊断、预防、适当报告和对其医疗后果的治疗的指导"

3. 医德（medical ethics）：定义为"描述用于评估医学生在患者照护中的道德行为，以及识别和补救医学生在患者照护中违反道德的方法"

4. 沟通技能（communication skills）：定义为"描述具体的教育活动，以及学生评估，以及课程中包含的相关学习目标"

5. 人际协作技能（interpersonal collaborative skills）：定义为"医学院的教师确保医学教育项目的核心课程使医学生能够在医疗团队中协同工作，其中包括其他学科的医务工作者，他们为患者提供协调服务。这些课程体验包括医务人员和（或）其他医学专业的学生。将医学生与其他医学专业的学生或医务人员聚集在一起，学习在医疗团队中合作，以向患者提供协调服务"

该项目每年都会被评估，以确保其仍然满足这些标准。该项目满足联络委员会要求的能力，增加了其对宾夕法尼亚大学医学院的价值。

建立患者导医项目所需的资源

那些考虑实施患者导医项目的人需要意识到这是资源密集型的。我们发现，必须有一位专门的项目协调员，最好是拥有教育学（或卫生管理等）硕士学位的人。协调员负责监督所有站点导师，并与他们合作制定特定站点的导医项目，确保每位导师都清楚地了解项目的期望和目标。协调员还为导师提供支持，确定项目的最佳实践，在出现问题时与站点协调解决问题，在每个站点内设计

和实行方案的变动计划，并能够回应问题和提供教育指导。重要的是，患者导医协调员要参与站点访问，以便更好地了解临床团队在卫生系统中的运作方式，并有效地确定项目需求。所有的行政责任，例如为学生获取必要的背景许可和疫苗接种记录，都由项目协调员与学生事务办公室（Office of Student Affairs）合作处理。对我们来说，协调员在将卫生系统科学课程与患者导医课程联系起来方面也很关键，以便能够进行课堂材料的体验式学习。

除了协调员之外，还需要愿意并能够担任站点导师的教师（图 4.1）。对于患者导医站点，我们有幸与积极参与并以行动为导向的临床站点导师和倡导者合作。如果没有这些人，患者导医的想法将永远不会成为现实。这些教师包括照护协调员、社会工作者、医生和照护管理者。导师确定需要引导的患者，并指导学生如何融入跨专业的临床团队。虽然一些教师可能能够以志愿形式指导少数学生，但想要有相当数量的能够指导 20 名及以上学生的教师，则需要有某种形式的报酬支持。所需导师的数量取决于班级规模和每个导师可以带领的学生数量。根据班级规模和可用导师的数量，不同医学院需要的临床站点数量各不相同。因此，在学校的合理车程范围内，必须有足够的临床站点，每个站点都有愿意参与到患者导医项目中的患者群体。

这些跨学科的导师以及在每个临床站点参与项目的跨学科工作人员对医学生的教育起到了很大的补充作用。我们发现，在沟通频率、工作重要性和教育方面，学生对非医生导师的评价高于医生导师。学生们还报告说，非医生导师在教学时更有可能专注于卫生系统科学概念，例如健康的社会决定因素和提供医疗服务中的挑战[6]。患者导医项目提供了一个场景，让学生能够以医学教育的其他场景无法实现的方式向这些跨学科导

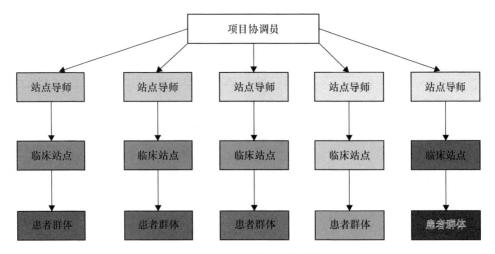

图 4.1　患者导医的资源需求框架

师学习。

　　患者导医项目需要社区的支持。学生需要了解现有的资源，以便有效地帮助患者解决他们可能遇到的任何障碍。宾夕法尼亚大学医学院的社区合作伙伴在参与患者导医项目和为学生提供医学教育方面发挥了重要作用，从提供救济场所到交通服务，再到家庭医疗服务等。

　　患者导医还需要时间的投入。为了让学生在临床环境中有意义地帮助患者，他们必须每周投入合理的时间进行患者导医。正如本章前面提到的，学生每周都需要工作几个小时，以满足每月在该项目上投入 8 ～ 12 小时的要求。由于该计划在 9 月至次年 5 月实施，因此每年约有 100 小时的承诺投入时间。在医学院课程中有着多个相互竞争的优先事项，因此在课程中给予该项目必要的地位非常重要，这样才能让学生在没有太多额外压力的情况下参与进来。

项目历史和采取的策略

　　2014 年首次实施患者导医时，它以卫生系统科学课程为基础。该课程及其 12 个胜任力领域是导医的理论框架。如果说在课堂上我们讨论的是有保险的、保险不足的和未投保人群，那么在导医项目中，学生们应该在进行医疗照护时帮助保险不足或未投保的患者。随着该项目在过去 6 年的发展，我们学会了将课堂和导医之间的联系作为学生经历的组成部分，并尽可能地使其明确。为了实现这一联系，现在的课堂经常从学生分享导医经历开始。此外，学生提交的文档和日志要求他们具体讲述如何将课堂上学到的知识应用于导医项目中特定的患者。所谓的"抱团"（huddles）也已在导医站点实施。导师们以小组形式与学生会面，讨论他们在引导患者时面临的挑战，导师们借此机会强调本周课堂上的教学要点。我们发现，如果没有这些直接的联系，学生们就无法将课程和引导实践联系起来。

　　虽然用于导医的理论框架在前 6 年没有改变，但我们的患者导医已经从一个针对学生的自愿项目转变为一个涉及 40 多个站点的强制性项目。我们一直希望该项目成为强制性的。然而该项目在第一年的发展速度并不能确保足够的场地和导师以让所有学生都参与进来。因此，有必要在第一年将该项目仅限于自愿参与的人；大约有一半的学生自愿参加了 40 多个提供患者导医的站点。自 2015 年以来，所有的一年级医学生都必须参加患者导医项目。

站点的选择基于许多因素。首先，该站点必须雇佣一名愿意担任专职导师的人，通常没有资金支持。其次，该站点必须为需要引导的患者提供服务。最后，该站点必须能够证明全年都有可供学生使用的导医工作。多年来，站点位置发生了变化；导师可能会离开站点，导医工作可能会停止，或者站点可能会失去投资吸引力。

我们仍然面临着为所有学生维护足够的站点和导师的挑战。2016 年，由于没有足够的临床站点，我们开发了一个民族志项目，作为额外的教育机会，并在当年实施了 4 个月。学生们以新颖的"民族志学者"的角色观察和了解患者在系统内的照护体验，并接触到患者在各种健康环境中的体验。每位参与民族志的学生在 3 周的时间里，在每个民族志站点上最多花费 12 小时。民族志站点由宾夕法尼亚大学赫尔希急诊部（Penn State Hershey Emergency Department）和各种社区站点组成，包括救世军康复中心（Salvation Army Rehabilitation Center）、基督路德教会（Christ Lutheran Church）、好时希望小屋（Hope Lodge Hershey）和罗纳德·麦克唐纳家庭小屋（Ronald McDonald Family Room）。在开始扮演这些角色之前，学生们被教授了民族志的核心技能。

从 2016 年春季开始，我们开发了一个患者导医的导师 / 临床照护管理者（mentor/ clinical care manager）的角色。对于没有足够的患者导医站点和导师供所有学生使用的问题，这一新角色为我们提供了一个解决方案。这也是该项目向"枢纽"模式（"hub" model）转变的开始（图 4.2）。在宾夕法尼亚大学赫尔希卫生系统和宾夕法尼亚大学医学院的资助下，我们创建了一个患者导医枢纽模式，为中心站点导师提供部分薪酬支持。该模型的目标包括：

1. 提高项目的可持续性
2. 与能够为学生提供卓越的教育，并且

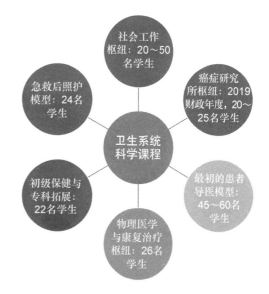

图 4.2　患者导医的"枢纽"模型

有能力指导至少 20 名学生的人合作

3. 降低了站点的变动性
4. 加强学校与项目之间的沟通

枢纽模式受到了学生和导师的积极欢迎。它增加了临床站点之间的同质性，而这恰恰是学生满意度的关键因素。为导师提供支持，使他们可以连续多年参与，也有助于改善项目的流程。因此，随着时间的推移，每个站点参与的深度都在增加，学生们能够比项目开始时得到更多增益。

如果没有宾夕法尼亚大学医学院的资助，枢纽模式是不可能实现的。一开始，我们的患者导医项目只有一类受资助的人员——患者导医协调员。这类人员最初是部分由美国医学会拨款资助的。由于该项目展示了其价值，宾夕法尼亚大学医学院领导层决定直接资助该类人员，以及前面提到的患者导医导师 / 临床照护管理者。

可行性和可持续性的关键建议

我们面临的主要挑战之一是能否为该项目维护足够的临床站点和导师。通过对现任和前任站点导师的调查和采访，我们了解到维持患者导医站点的主要障碍和挑战[7]。这些挑战具体包括：诊所和卫生系统内的结构变化（例如，推行新的电子健康档案），这使得学生的整合更具挑战性；对站点可以给予最佳指导的学生人数的高估；导师的可用性（例如，导师对新角色的接受度，雇主的更换）；与不太投入的学生的互动导致导师倦怠。

为了克服这些障碍和挑战，项目协调员和站点导师之间必须保持沟通的一致性。在项目协调员、课程负责人、学生和导师之间建立一个积极、持续的质量改进过程是必要的。为站点导师的合作提供年度务虚会是帮助接收反馈、设定期望和改进合作的另一种方式。导师和站点越来越认识到需要持续沟通、协作和分享与最佳实践相关的想法，以确保为学生学习和患者照护创造最佳条件。这些定期检查、质量改进过程和务虚会被描述为对改进至关重要，对在导师之间建立关系网和共同体也很重要。

遇到的第二个主要挑战是卫生系统科学的导师缺乏深度和广度，他们只是觉得在该项目中担任导师很舒服。为了解决并预防这一问题，我们与卫生系统的管理人员合作，设计、开发和实施了一个基于卫生系统的教师发展项目，即卫生系统科学学会（Health Systems Science Academy，HSSA）。卫生系统科学学会是一个应用型的教师发展项目，为参与者提供体验式学习机会，培养专业内部团队技能、好奇心、系统思维，并致力于加强教育和改进照护系统。基于系统的课程整合了卫生系统科学 6 个领域的知识，包括：①公共卫生；②医疗卫生政策、经济和管理；③临床信息学和卫生信息技术；④基于价值的照护；⑤卫生系统改进；⑥医疗服务的提供、结构和过程。该计划有助于确保站点导师之间就患者导医项目的教育目标建立一致的心智模型（mental model）。

最后，实现可持续性的最重要因素之一是获得全系统和社区对该计划的支持和资助。我们项目实施和成功的关键管理人员包括宾夕法尼亚大学医学院的院长、宾夕法尼亚大学健康中心的行政主管、负责教育事务的副院长、首席财务官、副院长兼首席质量总监、卓越运营副院长、群体健康副院长、门诊照护院长、首席信息总监等许多人。我们通过让关键管理人员参与卫生系统科学课程的设计、开发和实施，包括患者导医项目，在全系统范围内实施新的卫生系统科学计划教育，对于整个卫生系统的持续整合和渗透至关重要。与外部卫生系统、社区组织和宾夕法尼亚州其他卫生机构的伙伴关系及合作也是我们项目成功的重要推动因素。多个外部卫生系统和社区合作伙伴是卫生系统科学教育成功和可持续发展的关键，尤其是患者导医部分。

学生之声

作为一名学生，我对医疗卫生系统缺乏深入的了解。学生在为患者工作和向患者学习方面有着独特性，因为学生还获得了医疗卫生系统在组织管理方面（logistical side）如何运作的工作知识。患者导医项目使学生能够体验到团队其他成员没有解决的患者照护中的"墨守成规"（dotting of i's and crossing of t's）。结果是意识到患者自己面临的任务和障碍的范围惊人地广泛；对于那些已经在与衰弱的健康状况作斗争的患者来说，这可能非常困难。学生们熟悉如何帮助患者满足他们的经济、情感和医疗需求，并深入了解所有寻求医疗卫生系统帮助的人所面临的一般障碍。我们还为患者提供服务，为患者安排后续照护的交通、与保险公司合作获得赔偿、安排获得耐用医疗用品，以及帮助患者简要了解到底发生了什么。因此，项目的益处是双重的。

作为一名患者导医员，我能够深入参与到我作为住院医师或主诊医师根本没有时间参与的患者照护中。从处理非常严重的诊断导致的早期崩溃瞬间，到处理长期照护的财务和个人困难，通过导医项目，学生能够提供的帮助对于学习者和患者来说都是非常重要的

——Dennis Madden

结论

　　患者导医是一个资源密集型项目，需要众多合作伙伴的大力支持才能取得成功。然而，考虑到潜在的利益，这项投资是非常值得的。从拥有额外资源来改善健康的患者，到具有系统思维的学生，再到拥有更多信息来指导群体健康管理的卫生系统，患者导医能够以多种方式增加价值。

参考文献

1. Freeman HP, Rodriguez RL. History and principles of patient navigation. *Cancer*. 2011;117(S15):3537–3540.
2. Gonzalo JD, Lucey C, Wolpaw T, Chang A. Value-added clinical systems learning roles for medical students that transform education and health: a guide for building partnerships between medical schools and health systems. *Acad Med*. 2017;92(5):602–607.
3. McDermott C, Shank K, Shervinskie C, Gonzalo JD. Developing a professional identity as a change agent early in medical school: the students' voice. *J Gen Intern Med*. 2019;34(5):750–753.
4. Gonzalo JD, Dekhtyar M, Hawkins RE, Wolpaw DR. How can medical students add value? Identifying roles, barriers, and strategies to advance the value of undergraduate medical education to patient care and the health system. *Acad Med*. 2017;92(9):1294–1301.
5. Liaison Committee on Medical Education. *Functions and Structure of Medical School*. Washington, DC: Liaison Committee on Medical Education; 2018. http://www.lcme.org/wp-content/uploads/filebase/articles/October-2017-The-75-Year-History-of-the-LCME_COLOR.pdf. Published March 2018. Accessed 18.12.20.
6. Gonzalo JD, Wolpaw D, Graaf D, Thompson BM. Educating patient-centered, systems-aware physicians: a qualitative analysis of medical student perceptions of value-added clinical systems learning roles. *BMC Med Educ*. 2018; 18(1):248.
7. Gonzalo JD, Graaf D, Ahluwalia A, Wolpaw DR, Thompson BM. A practical guide for implementing and maintaining value-added clinical systems learning roles for medical students using a diffusion of innovations framework. *Adv Health Sci Educ Theory Pract*. 2018;23(4):699–720.

第 5 章

学生作为患者导医员：凯斯西储大学医学院的案例

Heidi L. Gullett

学习目标

1. 描述临床前阶段医学生参与卫生系统导医项目的实例，这是纵向社区项目。
2. 讨论促进学生角色增值的情境和项目实施的关键要素。
3. 在增值角色和卫生系统科学的联结中识别机会。
4. 突出在新冠病毒感染疫情期间切合时宜的增值角色案例，这来自其基础架构和合作关系的构建。

提纲

本章提要

本章描述了始于 2016 年的凯斯西储大学医学院患者卫生系统导医项目的关键要素。临床前阶段的医学生与克利夫兰退伍军人事务部（Cleveland Veterans Affairs）的退伍军人或社区卫生中心的邻里家庭医学项目（Neighborhood Family Practice）中新来的难民家庭匹配，与患者结对 1 年，帮助他们驾驭当地的医疗卫生系统并满足社会服务需求。卫生系统导医项目属于基础卫生系统科学课程的"课程模块 1：成为医生"，该课程模块在医学院的第 1 个月举行。在这两种临床环境中，学生患者导医员都加入了以患者为中心的医疗之家跨专业照护团队，在各种卫生系统科学领域提供增值角色。本章还探讨了促进实施和可持续性的项目的关键情境要素。此外，本章还描述了一个新颖的例子，展现了新冠病毒感染疫情中凯霍加县应对措施中医学生的增值角色，这是由患者导医项目中呈现的基础架构和社区关系所带来的。最后，本章还探讨了项目评估的资源、挑战和未来发展方向。

引言

医学生渴望获得这样的教育机会：他们的实践能为与他们互动的患者、卫生系统，以及他们轮转到的社区提供价值[1]。在传统的医学教育模式中，学生往往跟随经验丰富的临床医生一起学习，在其中担任学徒或极其有限的临床实践角色，而不是作为能够提供增值的角色。然而，医学生拥有改变他们所处系统和掌握各种课程领域所要求的能力的巨大潜力。

作为医学教育的支柱，卫生系统科学的发展为学习者提供了反思经历的机会，并促使医学教育工作者设计将学生增值角色纳入医疗服务体系中的新模式[2]。

凯斯西储大学医学院患者卫生系统导医项目始于 2016 年。本章描述了该项目的基本情况，探讨了促进实施的关键情境要素，还探讨了资源、学生评价、项目评估和可持续性的考虑因素。此外，本章还提供了几个关于项目的剪影来说明其影响。

凯斯西储大学医学院患者导医项目概述

患者导医项目是第一年的选修课，临床前阶段的医学生与 Louis Stokes 克利夫兰退伍军人事务部医疗中心的退伍军人或克利夫兰社区卫生中心邻里家庭医学项目的新来难民家庭进行匹配，后者是一个联邦认证社区卫生中心。学生们与患者合作 1 年，帮助他们了解医疗卫生系统并满足社会服务需求。学生单独或结成对子开展 1 年的追踪工作[3-4]。他们陪同患者进行初级和专科照护预约；与病例管理者、社会服务提供者、药店和其他社区组织协调；帮助患者在一个往往复杂而无情的医疗卫生系统中就诊。服务于退伍军人事务部医疗中心的学生在跨专业患者照护团队中工作。邻里家庭医学项目的学生则加入社区卫生中心的跨专业照护团队，该团队与退伍军人事务部医疗中心一样，也被指定为以患者为中心的医疗之家。邻里家庭医学项目每年为 21 000 多名不同年龄段的患者提供广泛的服务，包括通过联邦难民安置项目进行的难民健康筛查，以及初级保健、产妇照护、行为健康、牙科和药房服务等。

学生被要求每个月至少与患者及其家庭互动一次，可以通过电话、家访或办公室访问等形式，不过大多数学生都会更频繁地参与其中。学生通过月度日志追踪他们与患者的联系，以及得到的经验教训。来自这两个站点的学生每个月还会在补充学习课程中与选修教师会面，在那里他们分享作为导医者的经历和见解，并在课程模块 1 的基础上更深入地探索卫生系统科学的内容。

项目学习目标

患者导医项目的学习目标包括：

- 通过社区患者导医体验和每个月的工作坊加深对卫生系统科学多个领域的理解
- 利用系统思维和系统分析，为不同类别的患者和医疗团队的需求确定倡议机会
- 确定患者的医疗保健需求，协调照护项目，并使用质量改进方法实施项目
- 让医学生融入跨专业团队，使他们获得临床系统引导所需的实用技能，包括电子健康档案和口译训练（interpreter training）
- 启发人们反思医学生和医生在卫生系统变革中的作用，以积极影响个人和社区的健康结果

学习者评价方法

卫生系统科学设计团队为所有临床前阶

段的纵向社区选修课创建了学生评价，包括患者导医，因为它们都涉及卫生系统科学领域。因此，卫生系统科学设计团队基于跨专业教育合作组织的核心胜任力进行评价，这反映出跨专业教育是卫生系统科学的一个基础领域[5-6]。导师通过直接观察、团队反馈和审查每个月的学生日志来完成评价，这些日志记录了联系的频率和类型、解决的条件和完成的活动。评价领域包括[6]：

- 人文主义：将患者利益置于跨专业医疗保健和人群健康项目 / 政策的中心，目标是保证整个生命周期的健康以及促进健康公平（对应的子指标：跨专业教育合作组织中的价值准则）
- 纵向关系：与患者、家人和其他团队成员建立信任关系（对应的子指标：跨专业教育合作组织中的价值准则）
- 专业参与：与卫生系统内外的其他专业建立相互依存的关系，以改善照护和促进学习（对应的子指标：跨专业教育合作组织中的角色 / 职责准则）
- 系统思维：让医学和其他专业的相关人员参与到以患者为中心和以群体为中心的问题合作解决中（对应的子指标：跨专业教育合作组织中的团队合作能力）
- 团队合作：与接受照护的人、提供照护的人以及为提供预防和健康服务和项目做出贡献或支持的其他人合作（对应的子指标：跨专业教育合作组织中的价值准则）
- 跨专业沟通：让不同的专业人士参与进来，他们补充自己的专业知识以及相关资源，制定策略来满足患者和群体的特定健康和医疗保健需求（对应的子指标：跨专业教育合作组织中的沟通能力）

学生在选修课开始和结束时还完成了系统思维量表（systems thinking scale, STS）[7]。鉴于学生是自主选择参加这门选修课的，我们观察到这些分数的天花板效应（ceiling effect）——参与的学生显著地倾向于在课程模块 1 之后、选修课开始之前采用系统思维方法。

评估程序

到目前为止，项目评估数据的主要来源是通过一名定性研究的博士助理对每个学生群体进行的焦点小组访谈生成的。在对这些焦点小组进行定性主题分析的过程中，卫生系统科学的核心领域充当了分析框架，同时提供质量改进反馈，以提高项目的组织和效率[2,5]。

未来的项目评估将包括：评价导医员对临床系统和医疗团队的影响，评价患者的临床和体验结果，以及评价项目对学生卫生系统科学科目考试成绩、职业认同形成和专科职业选择的影响。此外，为了扩大和维持患者导医项目，有必要对以下内容进行进一步研究和严格的项目评估：患者感知、社区合作伙伴的影响、成本效益、患者结果、模型可扩展性、有效社区合作伙伴关系的发展和维护，以及对系统思维和职业认同形成的影响。

所需资源

凯斯西储大学医学院患者导医项目为早期医学生提供了一个重要的纵向卫生系统科学课程选修机会，对患者、医疗团队和卫生系统而言都有价值。然而，这项强有力的项目需要大量的教职员工支持，以及医学院和社区合作伙伴的组织承诺。

由于我们得到了包括来自美国医学会加速医学教育变革联盟等多个层面的支持，我们成功地部署并实施了这个项目。变革联盟是项目启动的催化剂，通过与凯斯西储大学医学院及其他为卫生系统科学创新提供专业知识和技术支持的学校的合作，项目得到了完善。该项目也得到了凯斯西储大学医学院院长的大力支持，他将社区健康改善和医学教育创新作为医学院三项战略优先事项中的两项。作为这些战略举措的一部分，院长在医学院内特设了两个新的教员职位——分管卫生系统科学的副院长和专责联络凯霍加县卫生健康委员会的群体健康联络人，这两位负责人与社区组织发展起了战略合作伙伴关系，这些组织同意投入资源，接受学生进行纵向的导医体验。

在更细的层面上，我们的项目还由一名专门的管理员负责，他与分管卫生系统科学的副院长密切合作，担任课程模块 1 的负责人，对患者导医项目和其他卫生系统科学课程进行协调。这种制度性基础结构的投入对于项目的可持续性是必要的。

项目历史和采取的策略

凯斯西储大学医学院有着悠久的课程创新传统，可以追溯到 1910 年的弗莱克斯纳报告[8]。2006 年，医学院课程被重新设计，以应对众多的外部驱动因素，例如不断变化的医疗和卫生系统环境（图 5.1）。课程从模块 1 "成为一名医生"开始，重点关注卫生系统科学的教学元素，包括公共健康和群体健康以及它们的质量改进[9]。2013年，课程模块 1 被重新设计，细化到了每周的内容，从群体健康开始，然后是健康、卫生系统和以患者为中心的照护的决定因素（表 5.1）。关于群体和社区照护的基础科学工具也在该模块中，包括流行病学和生物统计学，以及生物伦理学的纵向主题。在该模块对于群体健康、卫生系统和气候变化方面的教学中，教学的组织形式包括集体性讲授课、以问题为基础的小组学习，以及基于团

第一年的7月　　　　　　　　　　　　　　　　　　　　　　　　　　　　　　第二年的3月

模块1 成为一名医生 (5周) (公共卫生、健康公平、质量提升/患者安全/医疗差错、生物伦理、职业流行病/生物统计)	反思、整合与评价	模块2 人体蓝图 (11周) 包括1周的临床沉浸 (内分泌、生殖、发育、遗传学、分子生物学、癌症生物学)	反思、整合与评价	模块3 从食物到燃料 (11周) 包括1周的临床沉浸 (消化、营养、能量、代谢、生物化学)	反思、整合与评价	模块4 内稳态 (14周) 包括1周的临床沉浸 (心血管、肺、肾、细胞调节、药理学、细胞生理学)	反思、整合与评价	模块5 宿主防御与宿主应答 (14周) 包括1周的临床沉浸 (宿主防御、微生物学、血液、皮肤、自身免疫)	反思、整合与评价	模块6 认知、感觉与运动 (14周) 包括1周的临床沉浸 (神经、心理、肌肉骨骼、细胞神经生理学)	反思、整合与评价
模块7 结构 (解剖学、组织病理学、放射学)		→		→		→		→		→	
模块8* 临床医学基础		→		→		→		→		→	

*交流工作坊、周二研讨会、物理诊断、基于患者的项目（CPCP）

图 5.1　凯斯西储大学医学院的临床前课程　改编自：Ornt DB，Aron DC，King NB，et al. Population medicine in a curricular revision at Case Western Reserve. *Acad Med*. 2008；83（4）：327-331.

表 5.1 课程模块 1 的概述					
	每周主题	基于问题的案例学习	非自然原因	社区实地体验	基于团队的学习练习	其他实践
第 1 周	群体健康		在疾病和财富中；不仅是薪水报酬			流感大流行模拟
第 2 周	健康的决定因素	健康的决定因素	当灾难发生时；地点的重要性	健康 / 社会工作的决定因素	群体健康	贫困模拟
第 3 周	卫生系统	Prince 先生：医疗错误	间接伤害；成为美国公民	卫生系统 / 安全网	全球卫生系统比较	医疗保健改进研究所的开放学校质量改进模块
第 4 周	患者中心的照护	Sanchez 夫人：糖尿病	不良糖分	慢性疾病		
第 5 周	"整合一切"	Jack Lee：良好的成人照护 / 成瘾			气候变化	

队的学习。该模块还包括对流感大流行和贫困模拟的学习。模块 1 是卫生系统科学的基础课程，随后是一系列其他课程，这些课程在整个院校教育中构成了长达 4 年的卫生系统科学纵向课程的主线。在凯斯西储大学医学院，所有课程模块都由包括学生在内的设计团队管理。此外还有一个总体的卫生系统科学设计团队，透过整个院校医学教育阶段的体验聚焦该课程的元素。

一年级的医学生持续完成模块 1 的学习，希望获得进一步学习卫生系统科学的体验机会，并在他们的院校医学教育过程中担任变革推动者。因此，2016 年，在加入美国医学会加速医学教育变革联盟后，凯斯西储大学医学院开发了一个患者健康系统导医的选修项目，以提供卫生系统科学的纵向学习机会[5]。

除患者导医项目外，我们还为一年级的医学生提供一系列社区性的选修机会。这些是标准课程之外的补充机会，包括患者导医项目、"原居安老"（aging in place）课程、学生开办的免费诊所（student-run free clinic）和名为 "I-LEAP" 的社区式跨专业体验学习。学生通过申请选择这些课程，这是必要的，因为学生的需求一直是高于课程容量（program capacity）的。在申请过程中，学生们会对他们参与退伍军人事务部医疗中心、邻里家庭实践引导项目以及其他项目的期待程度进行排序。

可行性和可持续性的关键建议

对于充分培养下一代医务工作者而言，增值医学教育的创新与卫生系统科学之间的交叉至关重要。学校必须在整个医学教育体系中强调卫生系统科学教育，从而培养系统意识，并培养出作为变革推动者的系统思维者[10]。

凯斯西储大学医学院的患者导医项目强调了对卫生系统科学的内容进行适当优先级排序的重要性，以确保在进入社区型选修课之前打好基础。通过模块 1 的课程之旅，学生可以在打好卫生系统科学的基础后进入患者导医选修课，这种基础使得学生能够了解他们为患者、医疗团队和系统提供价值的方式。在凯斯西储大学医学院，学生们并不总是乐于欣赏它们提供的价值。因此，这是教师指导的重点，并在每个月的会议上得到细化落实。

凯斯西储大学医学院的领导层通过对战略优先事项的官宣，实现对社区卫生和卫生系统科学的承诺，以及对教职员工保护时间（faculty and staff protected time）的承诺，如前所述，对该项目的启动和维护至关重要。此外，与传统的卫生系统合作伙伴之外的社区组织建立长期的正式合作伙伴关系，对于让学生参加有意义的患者导医选修课而言至关重要。在凯斯西储大学医学院患者导医项目中，与克利夫兰退伍军人事务部和邻里家庭医学项目的合作关系，对项目的成功而言至关重要，这两个机构都是全国公认的以患者为中心的医疗机构，它们当中嵌入了凯斯西储大学医学院的教员，允许临床前阶段的学生接触电子健康档案，并在跨专业团队中享有平等的地位。

对于凯斯西储大学医学院患者导医项目的实施和维持而言，面临的主要挑战集中于容纳能力。尽管敬业的教职员工对项目的成功而言至关重要，但他们必须在服务该选修课的 30 名学生与服务全体学生的其他职责之间找到平衡。此外，尽管卫生系统科学设计团队正在努力创建卫生系统科学选修课的机会，但社区站点实现学生纵向融入的能力仍然有限，无法让全班近 200 名学生都参与进来。在当前的临床照护背景下，有意义的纵向增值体验受到学生容纳能力的限制。也许正是在这些挑战中，创新将不断出现，促使我们重新思考卫生系统科学教育和增值角色之间的交叉点。

结论

在快速变化的卫生系统背景下，特别是在新冠病毒感染疫情的背景下，新兴的卫生系统科学领域充满了探索和创新的机会，应

不断探索它与增值角色之间的交叉点。患者导医等项目就是重新设计医学教育的早期尝试，以促进公平和以关系为基础的全人照护——最终实现"更健康的个人、更健康的学生-难民社区型援助、更广泛的卫生系统合作"。

参考文献

1. Leep Hunderfund AN, Starr SR, Dyrbye LN, et al. Value-added activities in medical education: a multisite survey of first- and second-year medical students' perceptions and factors influencing their potential engagement. *Acad Med*. 2018;93(10):1560–1568.
2. Skochelak SE, Hawkins RE, Lawson LE, Starr SR, Borkan JM, Gonzalo JD. *Health Systems Science*. Philadelphia: Elsevier; 2020.
3. Case Western Reserve University. First year students serve as patient navigators. *Medicus*. 2018. https://case.edu/medicine/sites/case.edu.medicine/files/2018-08/Medicus_Summer%202018.pdf. Accessed January 5, 2021.
4. Murphy B. As health navigators, students see value of team approach. 2018. https://www.ama-assn.org/education/accelerating-change-medical-education/health-navigators-students-see-value-team-approach. Published February 20, 2018. Accessed January 5, 2021.
5. Gonzalo JD, Haidet P, Papp KK, et al. Educating for the 21st-century health care system: an interdependent framework of basic, clinical and systems sciences. *Acad Med*. 2017;92(1):35–39.
6. Lockeman KS, Dow AW, DiasGrandos D, et al. Refinement of the IPEC Competency Self-Assessment Survey: results from a multi-institutional study. *J Interprof Care*. 30(6):726–731.
7. Dolansky MA, Moore SM, Palmieri PA, Singh MK. Development and validation of the Systems Thinking Scale. *J Gen Intern Med*. 2020;35(8):2314–2320.
8. Williams G. *Western Reserve's Experiment in Medical Education and Its Outcome*. New York: Oxford University Press; 1980.
9. Ornt DB, Aron DC, King NB, et al. Population medicine in a curricular revision at Case Western Reserve. *Acad Med*. 2008;83(4):327–331.
10. Gonzalo JD, Singh MK. Building Systems Citizenship in Health Professions Education: The Continued Call for Health Systems Science Curricula. https://psnet.ahrq.gov/perspective/building-systems-citizenship-health-professions-education-continued-call-health-systems. Published February 1, 2019. Accessed January 5, 2021.
11. Nutting PA, Goodwin MA, Flocke SA, Zyzanski SJ, Stange KC. Continuity of primary care: to whom does it matter and when? *Ann Fam Med*. 2003;1(3):149–155.
12. Etz RS, Zyzanski SJ, Gonzalez MM, Reves SR, O'Neal JP, Stange KC. A new comprehensive measure of high-value aspects of primary care. *Ann Fam Med*. 2019;17:221–230.
13. Long N, Wolpaw DR, Boothe D, et al. Contributions of health professions students to health system needs during the COVID-19 pandemic: potential strategies and process for medical schools. *Acad Med*. 2020. Online ahead of print. PMCID: PMC7375189.
14. Christ G, Dissell R. Cuyahoga County 'disease detectives,' CWRU medical students track coronavirus in one of Ohio's hotspots. *Cleveland Plain Dealer*. https://www.cleveland.

com/business/2020/03/cuyahoga-county-disease-detectives-cwru-medical-students-track-coronavirus-in-one-of-ohios-hotspots.html. Published March 21, 2020. Accessed January 5, 2021.

15. School of Medicine students quickly ramp up to help manage crush of calls to local health centers. *The Daily*. https://thedaily.case.edu/school-of-medicine-students-quickly-ramp-up-to-help-manage-crush-of-calls-to-local-health-centers/. Published March 23, 2020. Accessed January 5, 2021.

教师与学生之声

项目剪影：学生、患者和社区合作伙伴的影响

在社区卫生中心与新来的难民家庭建立伙伴关系

医学院一年级的学生与新来的难民家庭结成伙伴关系，并在一年的时间里不断建立和深化联系，一直持续到暑假和二年级。他们与逃离叙利亚、阿富汗和埃塞俄比亚等世界其他战争地区的家庭合作。以下例子记录了医学生导医员如何与面临严重行为和身体健康问题的家庭合作，同时帮助他们融入新的文化和语言环境中。导医员接受了通过运用文化谦逊和获得伙伴家庭的信任来建立真正的信赖关系的理念。这些学生亲切地对待每个家庭，关心他们最迫切的需求，从而最终解决他们的健康需求并促进他们的福祉。此外，他们将自己融入初级保健团队，在同事中获得信任，同时在电子健康档案中持续记录进展。

在第一批导医员中，1 名一年级医学生陪同一位年轻的母亲进行了多次肿瘤科预约，发现了服务提供者之间的沟通错误。通过这段经历，他倡导提高电子健康档案的交互性，并指出，"如果不是我现在来做这些事，那么在什么时候、又有谁会做呢？"这位后来进入初级保健行业的学生在二年级时指出，他的患者导医经验"使我学到了更多关于患者照护的事，比在其他形式的课程和讲座中都更多。我意识到我渴望与患者建立牢固的关系，并希望帮助他们解决社会问题和医疗问题。我对健康的社会决定因素的广泛性和重要性深表认同，同时也对这个国家提供医疗保健的方式的不足深感震惊。我希望我能很快执业，积极改变这些系统，这样我们才能真正做到既不伤害患者，又能为每个患者提供他应得的治疗水平"。

在另一个例子中，2 名医学生导医员与 1 名来自阿富汗的母亲及其已成年的女儿结对，她们因战争而遭受严重创伤。虽然这位母亲被一些医生认为有"躯体主诉症状"而不予理会，但导医员们参与了专科治疗和初级保健预约，从她过去的创伤、生活状况和健康的社会决定因素的角度阐述了她的所有担忧。学生们为她们家中的臭虫感染治疗提供了便利，在她们退保后提供了新的健康保险，并在由于保险问题和沟通错误导致多种药物未配药时与药房协调。当这些基本资源稀缺时，他们还帮助这个家庭获得衣服和食物，当发现一家机构在她的照护方面存在不足时，他们主张寻求新的病例管理者（case manager）和创伤治疗师。他们最终帮助初级保健医生为这位母亲诊断出类风湿关节炎，从而为控制疼痛提供了更有效的全身治疗方案，而不是仍旧作为心理创伤相关的躯体主诉被驳回。他们的交流是通过达里语（Dari）翻译员完成的。这个家庭一再感谢导医员们在他们向美国社会的艰难过渡中所发挥的作用。

另一个医学生导医团队与一个来自叙利亚的家庭结成了伙伴关系，他们不知疲倦地为一个患有先天性疾病导致胫骨发育不全的孩子奔走。这对说阿拉伯语的父母不想让孩子截肢，他们觉得对孩子来说，最好的选择是不在医保范围内的双侧重建。导医员们通过从巴尔的摩市获取的医学影像来支持这个家庭的临床选择，这是在早些时候的一次咨询中完成的，他们还联系了迪拜的一名外科医生（这是在美国国内的五个州都穷尽可能后的选择）。他们把医学影像寄给了迪拜的外科医生，并与他交流了如何帮助这个孩子实现重建。他们一直通过翻译员与对方的父母进行密切沟通，并协助孩子的母亲进行糖尿病教育。

在第四个例子中，一对学生不知疲倦地为一个埃塞俄比亚家庭协调初级保健和专家之间的照护，该家庭有两个患有严重认知和身体障碍的成年子女。女儿的初级保健医生发现，她患有数年的胆绞痛，这对她的饮食模式和日常生活产生了显著的影响。导医员努力确保这家人能够获得医学影像和手术咨询，并最终确保手术成功完成。当这个家里的儿子被医生宣告"没办法帮到他"后，哪怕他的父母有时都会感到绝望，导医员们仍然坚持为他寻找新的精神科医生。两名成年子女的照护朝着积极的方向发展，这是导医员在三个不同系统的多个医疗团队之间不懈沟通的结果。此外，他们还努力确保母亲能够完成潜在结核病的评估和治疗，并确保她对于自己的严重哮喘能够进行定期复查。

最后，第五对学生与一个来自叙利亚的六口之家建立了融洽的关系。他们有 3 个孩子，这些孩子被诊断出患有影响运动功能且危及生命的罕见遗传病。其中两个孩子坐在轮椅上，第三个孩子在很小的时候就有肌肉畸形。他们努力保证许

多咨询和治疗方面的预约能够进行，并尽力满足这家人的基本需求，包括在他们的无障碍货车被盗、最大的孩子在电动轮椅上被车撞时提供帮助。邻里家庭医学项目多次对导医员的工作表示感谢，并表示他们的照护为项目增加了许多价值。她写道："我有幸与凯斯西储大学的学生密切合作。他们愿意帮助患者安排预约，并向照护团队提供关于患者额外需求的反馈，这对患者的照护而言至关重要。这种工作关系对我作为患者支持者的角色非常有帮助。我非常感谢他们的支持。"

这些杰出的医学生是变革的推动者和系统的合格成员，为照顾这些家庭带来了无与伦比的价值。他们展示了在一个日益商业化的医疗保健系统中实现关系建立和全人照护的途径[11-13]。通过实践经验，这些学生了解了健康的社会决定因素的影响，以及医生成为卫生系统倡导者的必要性，以确保个人和社区的健康。这些引导示例还展示了医学生通过他们聪明的头脑、令人难以置信的同理心和让世界变得更美好的动力，为医疗保健系统带来的非凡价值。这些学生已经证明，尽管存在看似难以克服的社会决定因素、文化和语言差异等困难，而且他们在开始该项目之前只接受了几个月的医学院培训，但他们还是为患者照护带来了巨大的价值。

新冠病毒感染疫情期间的增值角色

2020 年 3 月初，随着新冠病毒感染迅速影响到整个克利夫兰，医学生无法继续进行临床和社区轮转。有赖于患者导医项目中长期存在的社区关系，一项新的远程医疗轮转将一年级到四年级的医学生安排在凯霍加县卫生健康委员会（Cuyahoga County Board of Health，CCBH）和邻里家庭医学中，在新冠病毒感染疫情应对中起到重要作用[14-15]。在邻里家庭医学中，学生们在一个非常繁忙的呼叫中心工作，回答患者的咨询，并与初级保健团队沟通。在卫生健康委员会，学生们加入了病例面谈和接触者追踪小组，这为迅速扩大的病例规模提供了关键支持。一名高年级医学生，也是患者导医项目的毕业生，与一名凯斯西储大学的教师一起担任学生负责人，这位老师也是患者导医项目的负责人，并在卫生健康委员会担任教师群体健康联络员（faculty population health liaison），培训学生进行病例访谈、接触者追踪（contact tracing）、作为电话中心的职员承担工作（phone bank staffing），以及响应签发隔离和检疫的信件。学生们还与公共卫生的住院医师以及当地的公共卫生人员密切合作，创建了一支跨专业的新冠病毒感染远程医疗团队，在极其困难的时期为克利夫兰地区服务。此外，牵头的学生录制了视频，并创建了广泛的系统工作图，提高了工作的效率，同时与全国各地的其他医学生分享了她的工作。她最终还为俄亥俄州的追踪接触团队进行了培训，分享了她在新冠病毒感染疫情和卫生系统方面的专业知识。

这是一个切合时宜的例子，创新性的医学生增值角色展示了他们在基础架构搭建和社区合作关系建立方面的力量，这些基础架构和合作关系使医学生能够充分发挥增值作用[13]。这些学生准备在不断变化的疫情中为社区服务，因为他们在早期的临床前培训中学习了卫生系统科学课程，包括疫情模拟和体验式的卫生系统科学学习（如患者导医项目）。

第 6 章

初级医疗保健质量改进：北卡罗来纳大学教堂山分校

Amy W. Shaheen, Shana Ratner, Kelly Bossenbroek Fedoriw, Jan Lee Santos

学习目标

1. 描述一个关于质量改进方法的教学和体验式学习项目的实例。

2. 讨论情境和项目实施的关键要素，以促进质量改进教育和质量改进项目。

3. 确定学生通过质量改进努力为临床环境增加价值的机会。

4. 解释教师在这个新兴的质量改进教育项目中的作用。

提纲

本章提要

　　在这一章，我们描述了北卡罗来纳大学教堂山分校的学生和教师在质量改进（QI）方法方面的教学和体验式学习。我们描述了在门诊医疗实践中为早期临床学习者提供的课程，这些实践遍布各个州和多个医疗保健系统。我们分享管理学生关注的问题和教师教授 QI 能力的最佳实践。在相关的情况下，我们会描述如何"缩小变化"，以便其他考虑实施体验式 QI 课程的人不会感到不知所措。

引言

2014 年，当我们开始开设目前的课程时，医学生经常抱怨他们指定的初级医疗保健办公室缺乏"良好的照护"。学生会以不遵守推荐的指导方针或低效的办公室作为他们不满的原因，这并不罕见。学生们认为这些差距是治疗不当，而没有考虑根本原因。这种照护差异也造成了学生的不满，因为他们会评判医生，而不是与他们合作以寻找解决方案。学生对系统改进没有主人翁意识。

尽管如此，我们相信学生可以为实践带来重要的见解和优势。学生们会遇到从一个站点轮转到另一个站点的"亮点"，这些亮点可能适用于其他环境。学生们对技术很熟练，对工作人员没有威胁，而且很热情。他们喜欢参与制定解决方案并改变想法。

为了让学生与医生分享见解并有权采取行动，我们必须创建一门课程，使他们对系统改进的想法成为与实践优先事项相一致的学习目标。我们必须改变对学生和医生的期望，并证明这种改变对领导者、系统、实践、医生、患者和学生都是有价值的。

为了患者的健康和系统的可持续性，我们未来的医生需要了解如何改善医疗保健系统[1]。虽然系统影响着一切，从结肠癌筛查率到我们自己的个人满意度，但最终必须由熟练的个体来推动变革。培养未来医生领导者的变革能力需要对 QI 方法进行深思熟虑的规划、教学和实践。

与基础科学和临床科学类似，QI 中的刻意练习可以让学生通过应用所学技能变得更好[2]。在安全环境中的成功和小失败可以加速学习[3]。不幸的是，医学院在传统上并不把失败当作学习的工具。基础科学考试不及格或在临床环境中不及格对学生有严重的影响。然而，在 QI 项目中并非如此。

在适当的激励和支持下，学习 QI 可以让学生感到放松和有趣。我们告诉学生要快速失败并学习有效的方法，鼓励他们观察并从员工、医生和患者对变化的近期反应中学习。对一些人来说，这是令人不安和恐惧的。在"永不失败"的心态下，他们可能会尝试独立于团队进行改变，导致重复失败。但失败不应被视为缺乏学习。通过有目的的反思，学生可以深入了解系统的复杂性、团队和领导力的本质，以及改变的难度。这些失败和成功改变了学生对什么是好医生或良好实践的看法。

北卡罗来纳大学教堂山分校项目概述

我们从微小的改变开始，提高期望，与重要的利益相关者合作，衡量和分享我们的成功。我们在很大程度上依赖于可用的资源和那些课程材料的共享链接。我们相信，如果老师设定了可实现的目标，可以接受快速失败，并接受课程、学生、教师、患者或进行了永远不会完美的实践，那么任何老师都可以做到同样的事情。创建 QI 课程是一个与学习相关的迭代过程。失败是可以预料到、可以接受、可以补救的。最后，应该衡量和分享在真实实践环境中学习和应用 QI 的价值。考虑到这些价值，我们创建了一个综合课程，最终在所需的门诊临床轮转期间完成了 QI 项目。本章的实施历史和采取的策略部分详细介绍了该课程。

学习目标

我们课程的学习目标是：
- 明确你为什么需要学习 QI。
- 讨论你在 QI 项目中的角色。
- 了解如何制定 SMART（具体的、可衡量的、可实现的、相关的、有时间限制的）目标声明。
- 回顾改进模式的三个原则。

- 了解驱动程序图的基础知识。
- 查看 QI 课程预期和学期时间表。

学习者评价方法

课程学习目标和评价应该保持一致。例如，如果 QI 课程的学习目标是理解 QI 术语，那么一个多选题测试可能就足够了。为了评价该知识在模拟案例中的应用，修改后的质量改进知识应用工具（quality improvement knowledge application tool，QIKAT）可能就足够[4]。在进行体验式 QI 学习时，终结性评价和实践需求应该保持一致。

参与 QI 项目为学生提供了一个运用在课程教学和自主学习期间所学到的概念和技能的机会。学生得到指定的临床工作人员和课程教师的支持，以确保时间和精力有助于学生和诊所的改进目标。学生与诊所的工作人员和（或）临床医生合作，确定改进的领域，使用项目管理模板，并执行 3 个计划-执行-研究-行动（plan-do-study-act，PDSA）周期。在这 16 周的时间里，学生将获得教师以及临床 QI 主管或教练在项目设计、团队组建、数据收集和 QI 海报创作方面的帮助。我们创建了几个文件作为资源和指南，使学生的项目能够顺利进行。其中包括修改后的 A3 模板（精益六西格玛单页项目管理工具）[5]、海报模板和海报评分表。一个 QI 周计划表包含学习目标、作业、要完成的任务以及 QI 可交付成果的建议截止日期的时间表，这有助于提供结构化的时间线。

在课程的早期迭代中，由于学生正在创建真实的项目，我们选择使用 QI 建议评价工具（或 QIPAT）来评估学生选择的 PDSA[6]。然而，由于一个 PDSA 并不代表学生的工作总和，我们最终选择使用项目结束海报进行评估。我们创建了一个评分标准来奖励迭代、学习、海报外观和交流。海报占学生成绩的 3%。

海报评分细则分发给学生、导师和临床 QI 教练，作为他们创作海报的指南。提前制定评分标准可以帮助学生将他们的项目和海报与特定的 QI 项目要求保持一致，并使评分透明。此外，我们的课程网站提供了 QI 海报范例，以规范海报的外观和内容组织。这些例子也有助于帮助学生适当地界定他们的项目。

海报由核心教师和当地 QI 专家使用 15 分的评分细则进行评分（图 6.1）。学生还可以通过完成指定的医疗保健改进研究所（Institute for Healthcare Improvement，IHI）[7] 模块和 A3 项目管理工具获得课程学分。QI 分数占学生期末成绩的 5%。

课程的高潮是 QI 海报晚宴，这是在 16 周结束时举行的庆祝晚宴，每个学生的海报都会被展示和评估。在第 15 周举行晚宴通常会为下一周的期末考试留出足够的时间。我们鼓励学生及其家属、导师、临床工作人员、QI 教练、教职员工和医学院领导参加在附近宴会厅举行的 2 小时晚宴。庆祝的氛围鼓励所有与会者在交流和观看海报时进行讨论。我们在会议开始时分配 6～8 张海报给每个与会者（包括成年家庭成员），让他们来进行评分。这样做是因为我们认为一个好的 QI 项目应该是任何人都能理解的，包括患者或家属。在晚会结束时，我们会统计所有的分数，并给第一名、第二名和第三名的海报作者赠送价值 25 美元的礼品卡。这个分数并不影响学生的成绩，但礼品卡是一个有趣的激励。这项活动提供了一个机会，让大家可以了解其他诊所网站的成功和挑战，讨论解决问题的新趋势和方法，与其他参与 QI 的个人建立联系，并学习教育学习者以及将学习者融入诊所的最佳实践。

晚宴结束后，学生们在他们工作的实践中进行海报展示。这是对参与项目的工作人员、医生和患者的一种回馈。这些海报也可

	标准	最高分	得分
题目	反映干预和目标（结果）	1	
背景	清晰地陈述、解释为什么这是一个重要的问题	1	
目标说明	您能轻松地识别出一个目标声明吗？	1	
	这是一个SMART目标（具体的、可衡量的、可实现的、相关的、有时间限制的）吗？	1	
方法	充分描述了情境（诊所/诊所规模和类型、患者群体、提供者数量）	1	
	解释了流程，以便另一个诊所可以复制它（计划/基线数据、干预措施、团队成员和个人角色等）	1	
	清楚地概述了数据收集[过程与结果测量，如何收集和（或）分析数据]	1	
	是否突出显示了至少 3 个特定的 PDSA/更改？	1	
结果	结果易于理解	1	
	结果清楚地显示了干预措施如何影响数据[例如图形/图表、前后的数据和（或）统计测量]？如果适用，有一个图表可以准确地表示一段时间内的改进/变化（例如折线图、条形图）	总共2分	
结论	从结果中得出合理、合乎逻辑的结论	1	
	对研究/结果的局限性描述	1	
	确定未来方向或后续项目	1	
总体情况	海报结构良好、排版良好且易于阅读	1	
总分		15	

最高分=15，可以用**1/2**进行计分

该项目是否涉及至少**3**个可清晰识别的**PDSA**？　　　　　　　　是/否
这是您评分的最佳海报吗（仅选择1份）？　　　　　　　　　　　是/否

图 6.1　QI 海报评分细则

以作为下一批学生的交接工具，如果要求他们进行相同的练习，我们鼓励他们查看海报。

最后，对于开始体验式 QI 课程的课程主管来说，课程的持续时间将决定作业以及是否需要项目管理工具。在 2016 年之前，我们有一个为期 4 周的内科门诊课程，要求学生完成 1 个 PDSA 周期，并根据 QIPAT 评分。随着我们将课程从 4 周延长到 6 周，再到现在延长到 16 周，我们增加了学生在实践中必须完成的 PDSA 周期的数量。目

前，我们至少需要 3 个 PDSA。大多数学生做得比要求的多，渴望进步。完成 A3 项目管理工具是一项强制性作业，学生将获得其成绩的 1%。学生成绩的另外 1% 来自我们集中跟进的所需完成的 IHI 模块的完成情况。

评估程序

课程可以使用柯式评估等级进行评估[8]。我们能够通过常用的年终评估来衡量学生的满意度，通过 QIPAT 来衡量学生对知识的

应用（行为改变），以及通过学生的实践能力和实践仪表板（practice dashboard）来衡量患者的结局。

学生满意度

在课程的临床前阶段之后，我们对医学生进行了为期 18 个月的课程内容评估。此时，学生们已经短暂接触过 QI 内容。另一个项目评估是在医学院结束时进行的，大约是在经历 QI 课程 1 年之后。学生们用评分量表对每个项目回答问题。我们建议考虑体验式 QI 课程的课程主管查看当前的评估表格，并在需要时向现有表格添加问题。接下来的课程阶段评估问题已经设置好，我们回顾性地采用了这些问题。我们鼓励课程主任在课程改变之前调整当前的调查来评估学生的满意度。

在我们的第一次评估中，医学生回答了以下问题："请评价你对以下术语和概念的熟悉程度：质量改进和安全；例如，PDSA；目标声明；未遂事件的机构报告制度（institutional reporting systems for near misses）；根本原因分析；三重目的。"评分从 1 = 差到 5 = 优秀。2017—2019 年的临床前医学院班级对这一问题的评分分别为 2.6（$n = 158$）、2.8（$n = 158$）和 2.9（$n = 136$）。

第二个问题是询问学生在临床轮转开始时对自己目前执行特定活动的能力有多大信心："使用标准的方法和质量改进措施来加强患者照护，例如评估诊所对国家临床指南的遵守情况及其测量的患者满意度水平。"评分从 1 = 完全不自信到 5 = 非常自信。2017—2019 年的医学院班级对这一问题的评分分别为 2.8（$n = 159$）、2.9（$n = 156$）和 3.2（$n = 133$）。

在医学院项目评估结束时，学生们再次回答这个问题："请评价你对以下术语和概念的熟悉程度：质量改进和安全；例如，PDSA；目标声明；未遂事件的机构报告

制度；根本原因分析；三重目的。"2017—2019 年的医学院班级对这一问题的评分分别为 3.8（$n = 146$）、3.9（$n = 131$）和 3.7（$n = 141$）。

虽然这些问题本质上是不同的，不构成真正的前 / 后评估，但它们在教学上是合理的。提出了与学生的教学期望相关的问题。根据他们的回答，我们有信心使我们的课程达到目标。

学生行为改变

为了评价学生对 QI 方法的应用，我们选择用 QIPAT 来评估他们制定 QI 项目计划的表现。另一名学生使用 QIPAT 对他们的 PDSA 周期初稿进行了形成性反馈[6]。三位教师中的一位使用 QIPAT 在课程的第 8 周之前就第一次 PDSA 提供了第二轮全体学生的形成性反馈（包括评论）。我们没有记录分数，因为这是形成性反馈。想使用程序性评价的课程主任应该考虑使用这个工具来监控学生的进步。

课程主任和 QI 专家也对海报进行了评估。虽然我们没有使用 QIPAT 进行程序性评价，但我们认为这也许会成为其他人考虑的一种可能性。

导师参与

在实施这一创新之前，我们面临着寻找愿意教学生的导师的挑战[9-11]。我们寻求改进的测量指标之一是导师接受学生临床实习的意愿。随着新的纵向课程形式和 2016 年 3 月纳入 QI 要求，有导师的潜在学生实习轮转人数从 16 个增加到 64 个。社区卫生诊所的实习名额从 4 个增加到 12 个，大学附属医院实习名额从 2 个增加到 20 个。私人诊所实习基地从 10 个增加到 30 个。我们目前共有 75 名儿科、家庭医学和内科教员参与；每学期（一年分为 3 个学期）所需参与实习的导师人数为 45 人，这意味着导师数

量足够。

医学院领导层此前为增加临床导师的能力所做的努力并未取得成功。课程主管从各种渠道（嵌入式教练、实践和医疗保健管理人员以及卫生系统领导者）那里听说，QI课程有助于实践，领导层希望学生尽可能多地参与实践。高绩效或改进的实践可能会对这些领导者产生良好的影响。因此，这些领导者要求更多的实践场所和医务人员来接纳医学生。

实践结果

项目使用来自大学和教堂山诊所每个月仪表板的临床质量指标，与QI的机构或系统优先级保持一致。这使我们能够将仪表盘指标与学生工作的指标进行比较。私人实践质量仪表板不可用。但是，我们能够对项目进行分类，以确定其医疗实践的优先级。

学生项目以及与实践或机构措施的一致性包括但不限于糖尿病管理、结直肠癌筛查和心理健康筛查[12]。私人诊所项目的首选包括糖尿病17.3%（9/52）、心理健康19.2%（10/52）和阿片类药物监测13.5%（7/52）。

我们建立了本地传播机制，并鼓励学生项目在区域和全国范围内传播。首先，我们在每个街区的尽头建立了前面提到的海报展示。这个活动确保了所有的学生都至少有一次机会展示他们的作品。

数十名学生还向我们全州的北卡罗来纳大学（UNC）初级保健改进协作组织（Primary Care Improvement Collaborative，PCIC）展示了他们的作品。UNC的教师诊所和UNC医院拥有的诊所都参与了合作。学生们与来自全州63个其他诊所的教练和团队成员分享了他们的PDSA和经验教训。我们强烈鼓励拥有特别有影响力的项目的学生展示他们的作品，以促进传播。

例如，一名基于社区纵向医疗保健（community-based longitudinal care，CBLC）

的学生通过展示我们以往呈现的可改进的数据，帮助我们使PCIC质量指标更加具体。在他的干预之前，所有的测量指标都简单地以百分比来显示，例如去年接受乳腺X线检查的患者的百分比。通过一个迭代过程，这名学生能够证明，医务人员不知道如何与这个数字互动或做出回应。医务人员描述说，他们对改变这个数字感到无助。因此，他创造了一个"达到目标的患者数量"，并发现医务人员对这个数字的反应要积极得多。当他展示30名患者中有多少人需要接种疫苗才能达到肺炎疫苗的目标时，他发现在这种改变之下，医务人员的依从性更强。该学生在PCIC运营会议上分享了这一提议的变更，其他多家诊所报告说，这将有助于他们诊所的变革管理。然后对整个PCIC仪表盘进行调整，以纳入所有指标和所有诊所。这一变化一直持续下去。在皮埃蒙特卫生服务中心（Piedmont Health Services，PHS），已经为他们的10个实践基地建立了类似的改进协作。学生们在协作会议上展示他们的结果，促进思想的传播。

许多学生还向地区和国家会议提交了摘要。我们的学生展示了海报，做了口头报告，并获得了当地、地区和全国的认可。已经有无数与学生QI项目相关的论文（列表可在https://www.med.unc.edu/ihqi/programs/medical-student-scholarly-concentration/student-abstracts-1/找到）。除了学生传播之外，轮转站点的领导者还通过全国演讲和文稿传播他们从QI学生经历中学到的知识[2, 12]。

高级学习者课程

在开发CBLC QI课程的同时，我们还开发了高级学习者课程。这门选修课程面向四年级医学生，是QI的课外学术重点，称为质量和安全临床领导者（clinical leaders in quality and safety）。学生将与QI专家一起参与全系统QI项目。学生参加QI系统领导者的教学课程。我们认为参与这种学术项目是衡量学习者早期成就的标准。迄今为止，已有 36 名医学生参加了这门四年级选修课。

所需资源

课程所需的资源包括教学时间、教师时间以及印刷海报和提供海报晚宴的财政支持。教学时间已在其他部分中概述。教师时间包括一名核心教职人员主持教学课程，并在学生开展项目时为学生、诊所和 QI 教练提供支持。我们的许多诊所都有自己的 QI 教练或当地的 QI 专家，但并非全部。对那些被安排在没有专家的诊所的学生支持，包括向需要项目建议或帮助的学生提供外展活动和安排教师办公时间进行讨论。任何学生都可以参加这些课程，但对于没有当地 QI 专家的学生特别有帮助。为 45 名学生打印海报的费用约为 1100 美元。该晚宴每年举办三次，每次费用约为 3000 美元。每年的总费用（不包括教师时间）为 12 300 美元。

实施历史和采取的策略

课程

UNC 医学院课程分为三个阶段：基础阶段、应用阶段和个性化阶段（图 6.2）。基础阶段历时 17 个月，整合了基础科学、早期临床经验、器官系统以及社会和健康系统科学（social and health system sciences，SHSS）。前 17 个月[①]的 SHSS 课程为应用阶段的体验式 QI 学习奠定了基础。课程涵盖职业认同形成、医学道德、医疗保健系统、宣传、领导力、团队合作、变革管理和健康的社会决定因素。

应用阶段从学生二年级的 3 月开始，包括 3 个为期 16 周的学期，分别是 CBLC，以及医院、介入性与外科照护和特定人群照护。我们的体验式 QI 课程 CBLC 被战略性地放在门诊医学课程中。课程的第三阶段为个性化阶段，是 15 个月的选修课、研究机会和实习行动。在本章中，我们讨论了 CBLC 课程中早期临床学习者的体验式 QI 课程。

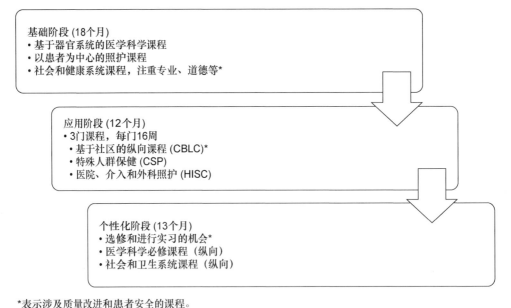

*表示涉及质量改进和患者安全的课程。

图 6.2   医学院课程结构

---

① 原文中三个阶段的时间与图 6.2 中有所出入。——译者注

QI 课程整合到为期 16 周的 CBLC 课程中，结合了教学、体验和自主学习，帮助学生在参与有意义的 QI 项目的同时理解 QI 方法和人群健康概念。教学部分包括在整个16 周课程中的 4 次课堂课程（图 6.3）。在这些课程中，学生们努力满足改善医疗保健服务的需要，熟悉 QI 方法，并开始使用驱动图和流程图等工具。学生们练习创建SMART 目标声明和 PDSA 循环，并在高度互动的课程中获得同学和教师的反馈。在随后的课程中，我们将研究数据用图形的方式展示。在最后一节课中，学生们讨论了健康的社会决定因素（social determinants of health，SDOH）和由于 SDOH 引起的数据变化、他们的 QI 努力在减少这种变化方面的影响，并倡导减少由于 SDOH 引起的变化。

课程的自主学习部分要求在课程的前 6周内完成 7 个基于网络的 IHI7 模块[7]。IHI模块是免费的，可在线获得，并且是根据其与学生学习目标的一致性来选择的。课程主管只需支付少量费用，就可以跟踪模块的完成情况。学生完成 IHI 基本证书模块 QI

101 ～ 105、三重目标，以及以患者和家庭为中心的照护模块，然后在他们第四年的SHSS 课程中就能得到基本证书。其他通过教育软件平台在线完成的自主作业包括制定一个 SMART 目标声明、确定实践团队成员和导师、完成与实践需求或措施一致的 QI项目，并在修改后的 A3 项目管理工具上记录更改想法和结果[5]。

教师发展

CBLC 课程的学生被安排在各种各样的实践类型中，包括教师、医院、私人和社区卫生实践。教师实践，包括家庭医学和内科，为大学主校区的 25 000 多名患者提供服务。学生提供医疗、营养和行为健康服务。每个街区大约有 10 名学生。医院拥有的诊所为 5 个县的 10 万多名患者提供服务。医院提供医疗服务，并可以在其网络中获得行为健康和营养服务。医院拥有的诊所在每个街区有 10 ～ 12 名学生。私人诊所在规模和服务上提供最多样化的服务。有些是多专业医生（multispecialty practices）；有些是独立

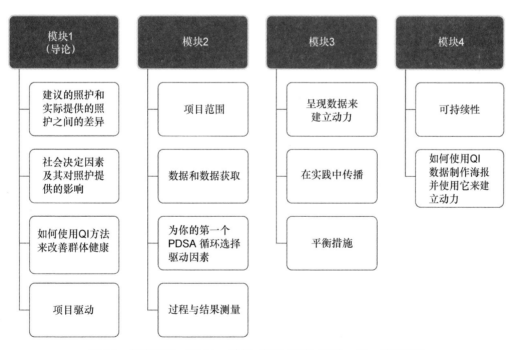

图 6.3　教学课程　PDSA，计划-实施-研究-行动；QI，质量改进

医生，其主要服务于有保险的患者。他们提供给患者的服务各不相同。私人诊所的办公室工作人员从多达几十人到只有 4 人不等。私人诊所每个街区接诊 6～8 名学生。皮埃蒙特卫生服务中心社区保健诊所是一个获得联邦资格的保健中心（FQHC），拥有 10 个社区保健中心和 2 个高级照护站，为大约 43 000 名患者提供医疗、牙科、药物、行为健康、营养以及妇女、婴儿和儿童服务。皮埃蒙特卫生服务中心每个街区服务 10～12 名 UNC CBLC 学生。

我们发现导师的 QI 知识中有相当多的可变性。在这个项目开始的时候，导师们没有做好指导学生进行 QI 项目的准备，因为他们认为自己缺乏 QI 方面的知识和技能。因此，我们使用各种方法对导师进行 QI 培训，例如共同学习、自主学习、教学、分享最佳实践。我们开始以共同学习的方式改善教师的 QI。我们将教师发展与学生教育结合起来，在课程的第一年，我们将一门两节课的教师课程在教师与学生的晚宴上重复了三次。在第 1 年，我们有 40 多名教师参加了至少两次晚宴课程。

对于那些在第 1 年无法参加共同课程学习的人，我们现在鼓励自主学习，并创建了一个材料库，通过该材料库，教师可以学习 QI 概念，并在项目开发、实施和可持续性方面获得帮助。在 UNC 的网页上有三个简短的视频专门介绍教师的教学技巧（https://www.med.unc.edu/teachingskills/）。主题包括"开始您的 QI 项目""PDSAs 101"和"QI 案例研究"。"开始"视频包括如何设定学生期望的信息；项目选择，包括主题和范围、QI 与研究、数据安全、访问电子健康记录（EHR）中的数据，以及如何对项目进行计时和跟进。"PDSAs 101"解释了 PDSA 循环的概念，并提供了多个关于学生如何在诊所环境中运行这些循环的例子。"QI 案例研究"详细介绍了一个成功项目的始末。

从课程的第 1 年开始，我们定期在课程结束的海报会议上重新介绍这些视频，以便任何新教师都可以熟悉这些概念。虽然这些视频自 2017 年以来一直可用，但我们仅从 2019 年开始跟踪网站使用数据。2019 年，QI 教师发展视频的观看次数为 83 次。

我们还在"给新生的介绍"邮件中提供了 QI 资源的公开网站链接，包括 QI 项目导师期望、预期的项目时间表、驱动图模板、目标声明、PDSA 周期和修改后的 A3。

在实施我们的 QI 课程的第 1 年之后，考虑到可用资源和教师负担过重的风险，我们将每年的教师发展会议从 6 次减少到 3 次。我们不是共同学习，而是在每年 3 次的海报研讨会上提供关于临床教学和 QI 主题的直接指导。在海报评审和展示会之后，北卡罗来纳大学的一名教员或课程主任就常见的 QI 概念进行了简短的讲解。然后，老师和学生讨论并尝试将这些想法应用到他们当前的项目中。例如，我们讲解了如何创建一个驱动图，然后，学生和教师就建立了一个驱动图。在会议中，我们广泛地分享这些导师可以使用的资源。最初的教师发展会议发生在第 4 周和第 8 周。当我们在轮转结束时改为每 3 个月一次会议时，讨论更多地反映了吸取的教训、如何解决其他驱动因素，或保持可持续性。

我们还发现，海报会议是共享学习的好工具。在会议上，教师们评估来自其他网站的学生的海报，教师们报告说，他们的一些最好的学习来自评估这些海报。通过海报，教师可以看到其他人如何解决问题，为学生确定问题的范围，展示数据，并创建可持续的流程。在认识到海报会议的价值以后，实践和系统领导参加会议，并鼓励他们的导师参加。

在皮埃蒙特卫生服务中心（接待许多学生的 FQHC）、北卡罗来纳大学健康保健系统（Health Care System，HCS）的导师雇用医生和教练，此外，北卡罗来纳大学学术教师有机会在这些会议期间建立网络。这些互动对于在我们的医疗保健系统的各个参与者之间建立信任是有价值的。与我们的学生合作的大多数实践现在都加入了我们的临床整合网络。学生项目和展示会议提供了一个向整个社区的医生和患者展示学术医疗中心的价值的机会，反之亦然。

实施

在北卡罗来纳大学医学院，我们有三个大而不同的系统来教授我们的大多数学生——北卡罗来纳大学教师医生、北卡罗来纳大学医疗保健系统雇用的医生，以及社区卫生中心皮埃蒙特卫生服务中心。这些大型实践基地都有指定的工作人员，在学生完成 QI 项目时为他们提供指导、资源和支持，从而了解对学生的投资回报。指定的工作人员的职责已经与实践 QI 需求保持一致，并将学生视为实现自己目标的宝贵资源。

例如，在皮埃蒙特卫生服务中心，12 名学生被安排在 6 个地点，QI 团队的核心包括一名企业 QI 教练组成，他负责监督所有的 QI 练习工作；一位临床导师为项目设计和（或）PDSA 周期提供现场指导和修改；以及一名医学教育项目经理，负责监督学生的临床时间表，并在时间表中指定时间让学生从事 QI 项目。平均而言，企业 QI 教练、临床导师和医学教育项目经理每个学期为每个学生提供总共 3 ~ 5 小时的 QI 项目支持。这确保了学生有来自各级皮埃蒙特卫生服务中心的指定支持来源，以尽可能顺利地完成他们的轮转和项目。

企业 QI 教练在皮埃蒙特卫生服务中心高层领导的指导下，根据皮埃蒙特卫生服务中心当前的目标，规划和设计项目。项目的设计是为了在特定的一年中同时或依次解决同一指标的不同驱动因素。在每次轮转开始时，企业的 QI 教练会提供潜在项目的数据和描述，供学生选择。该教练还监管每个月

签到，使用北卡罗来纳大学提供的标题和记录协助海报的制作，对项目进行分类，并将结果传递给机构。例如，在一个街区，4 名学生在一个地点同时探究不同的影响因素，以改善结肠癌筛查。从该项目中吸取的经验教训为其他临床基地提供了变革的思路。

任何核心团队成员都可以作为主要的 QI 导师，参与并动员额外的皮埃蒙特卫生服务中心工作人员作为流程负责人或主题专家做出贡献，或者在数据收集、提取和分析方面提供帮助。一个学生通常会有 3 ~ 4 名皮埃蒙特卫生服务中心员工为一个项目做出重大贡献。

在皮埃蒙特卫生服务中心 QI 课程的第一年，在整个项目中，学生和公司 QI 教练之间进行了大量的沟通。然而，随着教师对 QI、项目范围、学生期望的熟悉，以及早期沟通的改善，现在大多数讨论都在课程的第一周进行，这提高了所有人的效率。

在北卡罗来纳大学健康保健系统的诊所中，QI 指导模式已经存在。这些教练由北卡罗来纳大学健康保健系统支付报酬，是变革的推动者，平均每个月进行 20 分钟的参观练习，并根据需要通过电子邮件或电话进行跟进。教练们在实践中工作，一起讨论改变想法，教流程负责人如何访问 EHR 中的相关数据，并分享其他实践中成功的变化。

我们觉得 QI 教练会是学生的好伙伴，他们也很赞同。QI 教练会在新生培训时与分配进行练习的学生会面。教练为高产出的学生项目做计划，并在实践中为学生提供支持。这些教练可以通过电子邮件或亲自与学生会面来讨论困难和解决方案。一位教练在制定时间表和创建项目管理工具（修改后的 A3 模板）方面发挥了非常重要的作用[5]。在认识到传统 A3 上的语言对学生来说是陌生的以后，教练改进了 A3 工具，来反映学生实际在做什么，修改后的 A3 成为一项课堂作业。由于学生对 QI 的参与，北卡罗来纳

大学健康保健系统拥有的实践基地已经从不情愿的学生东道主转变为坚定的支持者。来自北卡罗来纳大学健康保健系统的领导和教练定期参加我们的 QI 海报晚宴。领导鼓励老年医生、护士和前台工作人员参与学生项目。

北卡罗来纳大学的教师实践基地也安排了负责 QI 计划的工作人员。这些工作人员为学生获取数据，并授予他们访问拥有患者数据的安全服务器的权利。北卡罗来纳大学教师实践的领导者前瞻性地考虑需要改进的措施，并为每个学生指定导师和团队成员。最初，QI 导师和临床导师不是同一个人，但我们很快意识到这会给学生带来困惑。如果一个学生有一个以上的临床导师，我们会指派至少一个有 QI 经验的导师。我们不是将 QI 项目分配给学生，而是将项目分配给导师，然后导师与分配的学生一起创建适合学生解决的问题。

考虑将 QI 项目作为临床课程的一部分实施的课程主任应该积极寻找能够提供现场支持的类似合作伙伴。缺乏合作伙伴不应妨碍体验式课程的开发。伙伴关系在课程的不同阶段开始。我们有多达四分之一的学生所在的许多私人诊所没有经验丰富的 QI 工作人员或提供者。

对于所有学生，我们提供 QI 办公时间。我们强烈鼓励学生在私人诊所利用办公时间。我们每 3 个月提供 2 ～ 3 小时的上门或电话帮助。我们鼓励那些没有专职人员负责 QI 工作的学生，在办公时间来与我们沟通，从而帮助他们确定项目范围，克服数据获取的困难，确定合适的团队成员，并确保他们能够完成任务。在这些诊所中的学生与那些在高度支持诊所中的学生的表现相似。私人诊所的学生项目在海报晚宴上获得了认可，甚至已经发表。

综上所述，我们尽可能利用当地资源，并为没有这些资源的学生提供灵活的支持。课程主任还应确定并与这些资源合作，以努力满足当地的需求。随着时间的推移，如果学生的进步符合当地教师的工作要求，学生也会吸引当地教师。

项目

在为学习者考虑 QI 项目时，重要的是要考虑学习目标、学习者技能水平、项目持续时间和项目发起人。学习目标应该明确地集中在理解和获得 QI 概念和技能上[13]。许多学习理论有助于我们理解体验式学习。QI 中成功的体验式学习要点包括与主导力量（临床实践的动机）保持一致的重要性、对社会背景（教师、员工）的考虑，以及学生的角色（学生作为更好的过程或过程所有权的谈判者，而不是过程参与者）。因此，最好的项目与临床措施保持一致，让学习者与合适的团队成员及教师发起人形成合作，并专注于过程变化。课程主任应该向学生强调学习目标，并向他们解释，一旦掌握了这些目标，就可以将这些目标应用到符合学习者兴趣的项目中。

学生的技能水平和项目的范围应该相匹配。Johnson 等很好地描述了我们在实施课程时所学到的东西[14]。早期学习者应该努力为一个小团队改进或开发新的流程。理想情况下，这些过程最好是与他们的学习相关的。这需要与团队成员的互动、迭代和领导技能的发展。学习者应该阅读背景信息来了解过程。例如，学生可以阅读血压指南，学习如何在开始一个项目之前正确地检查血压，以改善医生和护士团队患者血压的控制。在这种情况下，学生可以与护士合作，了解何时以及如何重新检查血压，在何处记录重测血压，或者何时通知医生需要重测血压。在这种情况下，学生负责这个过程，但不是重复测量血压的人。通过这种方式，改变是可持续的。在另一个例子中，我们鼓励一个致力于改善结肠癌筛查外展工作的学生阅读结肠癌筛查方式的文献，然后可以努力改进护士分发粪便卡的流程。我们的一个学生教护士如何在午餐时用巧克力布丁做粪便免疫化学测试（FIT）。然后，她致力于改进护士识别应进行 FIT 的患者的流程。对过程的关注使最终离开临床环境的学习者预期具有长期可持续性。

项目的持续时间将影响项目的选择和范围[14]。短期项目（＜1 个月）最好与一个团队合作。随着持续时间的增加，可以让更多的团队、医生或单位参与。我们的课程强调在轮转的早期"达到一个"成功的过程。例如，一名学生改进了一个过程，护士适当地重新检查高血压，这将是一个成功的过程。今天 PDSA 的目的是"让团队护士适当地重复血压，以应对高读数"。一旦发生了这种情况，那么干预就可以扩大，或者学生知道什么不起作用，并可以迅速补救。强调第一个成功的过程或 PDSA 超过 1 ～ 2 天。

早期学习者的项目负责人应该是他们指定的临床导师，以改善日常成功和失败的沟通。项目应该直接影响导师团队所见的导师和患者的流程。学生应立即研究流程中的失败，例如没有重新检查血压或错过已标记的疫苗，以了解拟议流程失败的原因，以便进行调整。一名学生想在慢性阻塞性肺疾病患者中开展一项问卷调查。她与前台工作人员合作，前瞻性地识别患者，并与护士分享这些信息。在一天之内，她就能看到护士是否能在电子病历中回应一条共享的评论，并发放一份问卷。当事情没有按计划进行时，导师让她研究一下为什么不这样做，并修改下一个 PDSA 周期。

私人诊所项目的例子包括一名在儿科诊所工作的学生，她致力于增加对儿童不良事件的筛查。她通过统计收集到的记录儿童不良事件的表格数量来记录改善情况。这名学生为自己的成功感到鼓舞，在医学院的第四年，她把一个学术项目集中在了同样的实践上。在此期间，她开发了应对患者和护理人

员阳性筛查的资源和策略。另一名在私人诊所工作的学生致力于为有呼吸道症状的患者增加口罩的使用。在 QI 的办公时间，我们和老师们一起工作，发现了这对诊所（整个诊所在流感暴发期间被迫关闭）的重要性，并帮助她制定了一个驱动图，其中包括将对诊所产生积极影响的可持续变化。她的衡量标准是每天从口罩供应盒中取出的口罩数量。她的改变是可持续的，包括患者教育、口罩的放置，以及确定一名"冠军"来继续衡量人们对流程的遵守程度。

可行性和可持续性的关键建议

北卡罗来纳大学医学院教育委员会对整个医学学位课程进行管理，并建立了四年制课程中每门课程相对应的能力。卫生系统科学胜任力规定："学生必须表现出对更大的卫生保健系统的认识和反应能力，并表现出改善特定临床人群健康所需的技能。"此外，医学教育联络委员会有一个注重自我指导和终身学习的标准（要素 6.3），期望医学生开始学习 QI 和患者安全的原则。

在实施我们的课程之前，大多数 QI 教育发生在临床前几年，与临床应用脱离。临床前部分是"前期工作"，它为学生在临床阶段更充分地参与 QI 概念奠定了基础。就像在没有真正的自行车的情况下试图学习如何骑自行车一样，学生们参与了关于医疗过失、筛查率和人群健康等值得思考的讨论，但没有真正将这些想法付诸实践。教育委员会核准了卫生系统教育的体验式学习，包括 QI。我们通过与课程负责人的讨论，确定了适当的课程空间。

因此，在医学院教育委员会的指导下，我们开发和支持了这一体验课程。我们鼓励其他考虑类似课程的学校获得其管理委员会的认可。当课程主任遇到困难时，鼓励医学院领导层不断改进和响应。

QI 项目的可持续性最重要的方面是项目目标与实践目标的一致性，以及认可和利用学生作为改进的促进者，而不是过程所有者，这两个概念必须联系在一起。除非该计划有符合实际优先级的项目发起人和团队成员，否则学生将无法促进变化并确定流程所有者。一旦达成一致，团队成员就会有动力去帮助学生取得进步。学生可以观察过程，并在团队成员中努力改进这些过程。学生可能会首先带入自己，以便更好地理解过程，并在将角色转换给另一个团队成员之前了解什么可行、什么不可行。然而，为了长期的可持续性，过程角色最终必须转移到另一个团队成员身上。

例如，在一个学期中，一名学生努力了解获得糖尿病眼科检查的外部结果的过程。这名学生自己进行了多次眼科检查，但最终由另一名工作人员承担起利用所学知识创建流程图的工作。一旦明确了流程，她就开始向新的流程负责人传授完善的流程。

过程的可持续性是必要的，但 QI 的实践可持续性也很重要。无论结论或结果如何，诊所都会庆祝学生的成就。我们鼓励在诊所中张贴海报，表达对所有团队成员的认可。当学生因其作品获奖时，会在全诊所范围发布公告。学生向高层领导做报告有助于保持领导的支持。在皮埃蒙特卫生服务中心，年度报告包括学生姓名、照片、自传和项目成果。一份季度简报通过电子邮件发送给所有教师，其中附上庆祝会议上最好的海报。总而言之，为了确保可持续性，应该与诊所保持一致，鼓励促进流程变革，并庆祝成功，来保持流程所有者和诊所的参与。

结论

QI 课程对学生、实践、卫生保健系统和患者都有好处。课程主任可以利用许多现有资源创建跨学科的体验式学习。与卫生保健系统建立伙伴关系可提高学习者的能力。系统受益于额外的资源，提供者与学习者一起学习有价值的技能。

致谢

作者要感谢北卡罗来纳大学医学系的医学博士 Cristin Colford，北卡罗来纳大学医学中心的 Ronni Booth，北卡罗来纳大学医学中心的公共卫生硕士、医学博士 Lynne Fisus，Cone 健康医疗集团的医学博士 Nicole Chandler，北卡罗来纳大学医学系的医学博士 Karina Whelan，以及北卡罗来纳大学医学中心和皮埃蒙特卫生服务中心的所有医务人员及优质教练！

学生之声

在北卡罗来纳州农村的家庭医学轮转期间，我有机会设计和实施一个 QI 项目。在与诊所工作人员会面，评价他们的需求和优先事项后，我将项目重点放在提高丙型肝炎筛查率上。该项目旨在提高人们对电子病历中一种新工具的认识和利用，该工具显示了每位患者的所有适当筛查。在我的轮转结束后，另一名医学生在这个项目的基础上增加了关于在诊所进行丙型肝炎筛查的患者教育的传单。我们一起写了一篇关于 QI 项目的结果、优势和局限性的稿件，并被 *Journal for Healthcare Quality* 接受发表。

Melissa Klein, MPH
北卡罗来纳大学医学院医学博士候选人

CBLC 质量改进项目是我家庭医学经历的顶点。我对 QI 工作重要性的认识曾很天真。通过现场讲座和在线模块相结合的工具，我能够确定我们诊所的哪些结果有助于"质量保健"的分配，从而进行需求评估，重点关注需要改进的领域。我发现我个人不仅致力于我们的干预措施的有效性，而且还致力于患者是否感觉到他们的照护质量有所不同。QI 项目不仅让我了解到在联邦政府认可的医疗中心提供照护的实际困难，还鼓励我从患者的角度审视每次就诊的复杂性，从而拉近了我与患者的距离。

Lauren Catterall
北卡罗来纳大学医学院医学博士候选人

参考文献

1. Gonzalo JD, Caverzagie KJ, Hawkins RE, Lawson L, Wolpaw DR, Chang A. Concerns and responses for integrating health systems science into medical education. *Acad Med*. 2018;93(6):843–849.

2. Shaheen AW, Bossenbroek Fedoriw K, Khachaturyan S, et al. Students adding value: improving patient care measures while learning valuable population health skills. *Am J Med Qual*. 2019:1–9. https://doi.org/10.1177/1062860619845482.

3. Klasen JM, Lingard LA. Allowing failure for educational purposes in postgraduate clinical training: a narrative review. *Med Teach*. 2019;41(11):1263–1269.

4. Singh MK, Ogrinc G, Cox KR, et al. The quality improvement knowledge application tool revised (QIKAT-R). *Acad Med*. 2014;89(10):1386–1391.

5. Eby K. Free Lean Six Sigma Templates. https://www.smartsheet.com/free-lean-six-sigma-templates. Published June 12, 2017. Accessed 14.12.20.

6. Leenstra JL, Beckman TJ, Reed DA, et al. Validation of a method for assessing resident physicians' quality improvement proposals. *J Gen Int Med*. 2007;22(9):1330–1334. https://doi.org/10.1007/s11606-007-0260-y.

7. Institute for Healthcare Improvement. IHI Open School Online Courses. http://www.ihi.org/education/IHIOpenSchool/Courses/Pages/OpenSchoolCertificates.aspx. Accessed 14.12.20.

8. Kirkpatrick DL, Kirkpatrick JD. *Evaluating Training Programs: The Four Levels*. 3rd ed. San Francisco, CA: Berrett-Koehler Publishers; 2006.

9. Beck Dallaghan GL, Alerte AM, Ryan MS, et al. Enlisting community-based preceptor: a multi-center qualitative action study of U.S. pediatricians. *Acad Med*. 2017;92(8):1168–1174.

10. Christner JG, Beck Dallaghan GL, Briscoe G, et al. The community preceptor crisis: recruiting and retaining community-based faculty to teach medical students—a shared perspective from the Alliance for Clinical Education. *Teach Learn Med*. 2016;28(3):329–336.

11. Paul CR, Vercio C, Tenney Soeiro R, et al. The decline in community preceptor teaching activity: from the voices of pediatricians who have stopped teaching medical students. *Acad Med*. 2019. https://doi.org/10.1097/ACM.0000000000002947. ePub ahead of print.

12. Shaheen AW, Bossenbroek Fedoriw K, Khachaturyan S, et al. Aligning medical student curriculum with practice quality goals: impacts on quality metrics and practice capacity for students. *Am J Med*. 2019;132(12):1478–1483.

13. Goldman J, Kuper A, Wong BM. How theory can inform our understanding of experiential learning in quality improvement education. *Acad Med*. 2018;93(12):1784–1790.

14. Johnson Faherty L, Mate KS, Moses JM. Leveraging trainees to improve quality and safety at the point of care: three models for engagement. *Acad Med*. 2016;91(4):503–509.

第 7 章

以家庭为中心的服务性学习：佛罗里达国际大学赫伯特沃特海姆医学院

Gregory W. Schneider，David R. Brown，Luther Brewster

学习目标

1. 介绍佛罗里达国际大学赫伯特沃特海姆医学院以家庭为中心的服务性学习方法，即社区健康教育学习项目（NeighborhoodHELP）。
2. 评述 NeighborhoodHELP 的社区参与医生（community-engaged physician，CEP）[①] 课程中使用的学习目标和评价策略。
3. 讨论实施和维持 NeighborhoodHELP 所需的资源。
4. 提供课程评估的重点以及学生和教师对该项目的看法。
5. 为不同环境下类似项目的可行性和可持续性提供建议。

提纲

[①] 社区参与医生描述的是那些不仅专注于医疗实践，还积极参与社区活动、服务和教育的医生。——译者注

本章提要

在这一章，我们将介绍佛罗里达国际大学赫伯特沃特海姆医学院（Florida International University Herbert Wertheim College of Medicine）的"社区健康教育学习项目"（neighborhood health education learning program）和相应的"社区参与医生"（community-engaged physician）课程。这项纵向服务性学习项目于 2009 年启动，强调道德、社会责任、跨专业团队合作以及健康社会决定性因素。其重点是向家庭成员提供医疗服务，由团队中的一人担任主要联系人。在家庭层面提供医疗服务，使学生团队能够在医疗保健系统中发挥独特而宝贵的作用。由医学、护理、社会工作和医生助理等专业的学生组成的团队定期对迈阿密-戴德县内指定的服务不足的家庭进行家访。在家访过程中，学生们充当教育者、辅导者、引导者和宣传者等角色，将家庭成员所需服务与服务提供者联系起来。该项目依靠大学赞助的服务支持网络开展工作，该网络由 20 多名外联工作者、3 名警官组成，并与大学内的 7 个学院以及 150 多家社区服务提供商建立了合作伙伴关系。教师通过各种机制对学生进行评价，从传统的测验和简答题考试到反思性论文和照护点（基于工作场所）评价。从课程的角度来看，学生在一系列课程框架下体验该项目，他们对这些课程的总体评价也很好。尽管如此，如何为学生和家庭找到可用的会面时间仍然是一个挑战。最后，我们将根据我们的成功经验和教训，为在其他地方实施类似项目提出建议。

引言

佛罗里达国际大学（FIU）赫伯特沃特海姆医学院（HWCOM）于 2009 年夏天招收了第一批 43 名医学生。这批学生也是该医学院旗舰项目——绿色家庭基金会（Green Family Foundation）社区健康教育学习项目（NeighborhoodHELP）的第一批参与者。自成立以来，NeighborhoodHELP 一直是一项纵向服务性学习项目，学生参与到指定家庭的家访中，作为更广泛的为期 4 年的跨专业教育体验的一部分。该项目允许学生扮演各种增值角色，重点关注道德、社会责任、跨专业团队合作和健康社会决定因素（SDOH）。医学院逐渐扩大规模，直至 2014 年达到每班约 120 名学生的目标规模。截至 2019 年，HWCOM 已毕业的 612 名学生都参加了 NeighborhoodHELP。

赫伯特沃特海姆医学院课程背景

赫伯特沃特海姆医学院（HWCOM）旨在培养具有社会责任感、响应社区需求的医生[1]，但没有自己的教学医院。因此，它与当地多家医院、医疗保健系统和医疗机构建立了合作关系。在学生的整个临床实践过程中，从早期的初级保健和老年病学指导，再到第三年和第四年的临床见习，他们在迈阿密戴德县的不同临床地点进行轮转。这种方法让学生在培训期间接触到各种不同的环境、患者群体和医疗模式，除了基础科学、临床医学和专业课程的学习和培训外，学生们在医学院的 4 年中都参与了 NeighborhoodHELP 相关的活动。学校的总体课程分为五个部分：人体生物学；疾病、病痛和损伤；临床医学；职业发展；医学与社会。在医学与社会部分，学生通过一系列"社区参与医生"（CEP）课程体验 NeighborhoodHELP。这些课程侧重于卫生系统科学的核心原则，包括跨专业团队合作和健康社会决定因素。

该项目的概念框架

在开发 NeighborhoodHELP 以及医学和社会主题时，我们依靠以社区为导向的初级保健（COPC）和以服务为导向的社区教育的组织框架。在美国 Jack Geiger 的倡导下，并以南非 Sidney Kark 和 Emily Kark 的开创性工作为基础，社区为导向的初级保健（COPC）旨在扎根社区、服务社区、与社区共同发展[2]。其中一些关键原则包括针对服务不足的人群、提供照护时不考虑支付能力、将个人和社区都视为干预目标，让社区合作伙伴参与方案制定和评估，并努力解决健康差异问题[3-4]。我们认识到服务性学习 / 基于社区的教育有多种形式，我们渴望开发一种更健全的方法，真正以当地社区为基础，参与并响应当地社区的需求。这种基于社区的方法将强调改变历史上校园与社区之间的权力关系，同时在我们的医学院和我们服务的社区之间建立互惠伙伴关系[5-6]。在 Magzoub 和 Schmidt 的分类法中，NeighborhoodHELP 被描述为以服务为导向的基于社区的教育，重点关注健康教育和社区发展[7]。

以下各部分概述了 NeighborhoodHELP 的开发和实施过程，重点是为家庭、当地卫生系统和当地社区带来增值。再接下来的部分概述了相关的 CEP 课程以及对医学生增值的体验。本章最后总结了启动和维持类似项目所需的资源、实施建议以及对项目的成功和挑战的反思。

佛罗里达国际大学赫伯特沃特海姆医学院社区健康教育学习项目概述

NeighborhoodHELP 的核心体验包括学生和教师团队对迈阿密戴德县的弱势和医疗服务不足的家庭进行家访。这些访问要求学生通过以家庭为中心的方法解决现实世界中复杂的医疗、行为、社会、环境、道德和法律问题[8]。家庭成员可以获得各种服务，以作为帮助教育学生的收益。整个社区也获得了有助于维持家庭收益的好处。我们将"家庭"（household）定义为共同居住在一个住所内的一群人，我们将"以家庭为中心的照护"（household-centered care）定义为涉及识别和帮助管理健康社会决定因素的照护，其方式可以改善家庭成员的结局和生活质量（图 7.1）。

截至 2020 年 6 月，我们的家庭数量为 850 个，这多于 360 个学生团队的可服务数量；因此，参与我们项目的家庭是外联人员跟进的家庭和分配给学生团队的家庭。对于那些分配给学生团队的大约 360 个家庭，我们为其提供服务的核心团队包括医学、护理、社会工作和（或）医师助理（physician assistant，PA）学生，以及他们的监督教师和社区外联工作者。一个有代表性的团队将

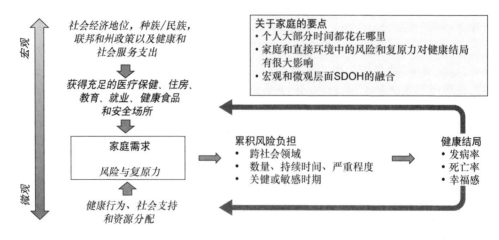

图 7.1　以家庭为中心的照护概念模型

包括一名教职人员、一名医学生、一名护理学生、一名社会工作学生和一名外联工作者。一名医学生和一名护理学生在一个家庭一起工作。一名社会工作学生与大约 30 个家庭一起工作。

一个教师小组负责监督家访。截至 2020 年 9 月，这一教师小组中包括医学院雇用的 16 名医师教师、护理学院雇用的 2 名护理教师以及 PA 学校雇用的 2 名 PA 教师。所有教师均参加轮转。佛罗里达州向医学院拨款资助医师队伍，这也是 HWCOM 核心教育预算的一部分。家访被认为是核心教师教学角色的一个组成部分。赠款和慈善捐赠基金为 NeighborhoodHELP 社区基础设施和运营的其他方面提供资金。这种结构促进了财务可持续性，并使 NeighborhoodHELP 能够长久留在社区。

在进行实地工作之前，医学生在第一年要参加为期 5 个月的预备课程，名为"社区参与医生基础课程"（foundations for the community-engaged physician）。本课程以及完整的医学和社会课程将在下文描述。在实地工作期间，团队评价、响应并纵向监测健康社会决定因素。他们识别分配给他们的家庭中的风险和保护因素。更具体地说，学生在教师的监督下研究问题，将家庭成员与社区服务联系起来，并提供教育和咨询服务。根据需要，团队可能会聘请其他领域的专业人士。例如，当一个团队发现可以通过法律解决的健康社会决定因素问题时，它将让法学院医疗法律合作诊所的学生和教师参与其中。同样，如果家庭成员可以从行为健康服务中获益，社会工作硕士研究生将与行为健康教师一起提供咨询。与此同时，公共卫生研究生致力于群体健康倡议和教育，医学预科学生为儿童和成人提供辅导、职业建议和教育咨询[9]。我们将这些不同的学生团队视为一个更大的综合过程的重要组成部分，在这个过程中，我们同时帮助培养个人和家庭的自给自足能力（图 7.2）。

为 NeighborhoodHELP 奠定基础

在派遣第一批学生团队之前的 2 年，教师们花费了大量时间来评估社区准备情况的两个关键领域：①扩大多样化社区视角的潜力；②社区对大学的看法。社区-校园健康伙伴关系[10]和基于社区的参与性研究[11]是这一过程推进的基础。

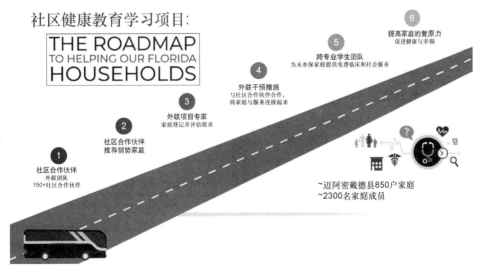

图 7.2　NeighborhoodHELP 路线图

准备工作：扩大多元化的社区视角

我们的目标是引入一种颠覆性的社区伙伴关系发展方法，让更多的社区利益相关者参与其中，从而在讨论医学院应该为社区做什么时提供更多的视角。为了促进这种包容性，我们承诺：①扩大我们的网络，使其不局限于已有的社区代表；②拒绝在社区董事会、委员会和工作组中担任代表。大学是权力的巩固者。当它们与既定的社区组织合作时，它们可能会无意中在既定的社区组织和社区之间产生一种看门人的关系[12]。此外，这种传统的合作方式封锁了其他观点，甚至会在整个社区中增强一种无望感。通过与通常被忽视或被排除在讨论之外的组织和利益相关者合作，我们放大了他们的声音，从而使社区中讨论的观点多样化。

准备工作：社区对大学的看法

评价准备情况的初始阶段涉及与社区利益相关者举行的多次正式和非正式会议。各组织代表出席了这些会议。我们通过与最强烈表达不同意见的团体展开对话来开始这一过程，这与大学之前在社区开展的一些工作是一致的。这种方法能够解决这些群体长期关注的问题，并有助于区分 NeighborhoodHELP 与以往机构和与社区之间的联系。

接下来，NeighborhoodHELP 领导团队对目标社区的 1845 户家庭进行了逐户调查，以评估社区的需求和优势[13]。为了满足这一需求，我们最终开设了一个由医学院购买的移动医疗中心（MHC）车队，提供一系列综合初级保健、行为和预防服务。随着时间的推移，移动医疗中心的临床领导团队与该地区的牙科、放射科和专科医疗机构建立了合作关系，为参与家庭的成员提供医疗服务。

外联团队

为了确保与社区合作伙伴和家庭的关系持续发展，我们成立了一个社区外联小组。这些外联人员为学生提供支持，招募家庭，促进家庭与学生团队之间的沟通，并通过社区合作伙伴的外联网络提供中介服务。我们将外联团队划分为多个层级，以便在家庭、组织和政策层面开展有针对性的工作。这类项目管理者提供服务，并与社区机构保持联系，而社区机构则将家庭推荐给项目。这种安排促进了各方之间的互惠互利，合作伙伴提供家庭推荐，而家庭和社区则从 NeighborhoodHELP 的服务中受益。我们努力从所服务的社区招募和聘用项目专家。这些外联专家会走访被推荐的家庭，让他们加入项目，评估和满足需求，并为指定的学生团队提供支持。在团队开展活动的社区，佛罗里达国际大学指定的警官负责监督团队的安全，并与学生、其他团队成员和当地警方进行沟通。在独立访问期间，警官提供枪支安全培训，并向持有枪支的家庭成员提供枪锁。最后，政策协调员制定并监督有针对性的项目，旨在推动有利于健康生活方式的政策和服务。他们与整个外联团队一起帮助社区获得赋权、健康和复原力。

安排家访需要大量的协调工作。学生与家庭协商安排家访时间，由调度室指派教师监督学生。专有案例管理数字平台——NeighborhoodHELP 门户网站——为家庭注册和维护、在线访问安排、结果跟踪和跨学科交流提供了便利。一旦某个家庭同意参与，外联项目专家就会登门拜访，为该家庭所有感兴趣的成员注册，并对其 SDOH 进行初步评估。一旦某个家庭同意学生进行家访，最初的家访重点是建立友好关系和评估需求，学生团队会逐渐制定一个整体照护项目，以满足社会和医疗需求，并根据情况通过家访提供直接服务［例如，提供健康教育和（或）咨询、帮助申请食品券、解决移民问题］。根据需要，学生团队还将家庭推荐到我们的合作伙伴网络提供的就业培训、食品银行和租金援助等服务，以及我们的初级保健中心。师生团队平均每年进行 3 次家访。家访大约持续 1 小时，每次家访前后，团队还会进行 30 分钟的"小聚"。学生每个月与家庭沟通，跟进家庭需求和照护计划，并与团队成员协调探访和服务。学生在门户网站和电子健康记录（EHR）中记录状态和交流情况，以跟踪家庭的长期进展。评价和提供服务的过程在整个计划中反复进行。学生会定期对自己的工作进行评价和反思。在毕业前，学生们会与所分配的家庭一起制定计划，以便将其从该计划中剔除或移交给新的学生团队。

根据宾夕法尼亚州立医学院的杰德-贡萨洛（Jed Gonzalo）等所阐述的增值作用类别[14]，我们认为 NeighborhoodHELP 通过多种方式为我们所服务的患者家庭和社区创造价值。在患者层面，我们的学生团队提供患者教育，帮助患者获得服务和资源，并根据照护计划协助监测患者的进展情况。他们还通过辅导和健康宣传促进与家庭的合作，并为家庭成员提供心理和情感支持。在临床层面，学生团队促进医疗和行为健康服务提供者之间的沟通，并与当地社会服务提供者进行协调。其家庭利用医疗健康中心的团队可协助初级保健医生收集更全面的患者评价。所有学生团队的任务都是协助转诊跟进，有些学生还承担了额外的质量改进任务，旨在改善我们的 MHC 临床操作流程。这些临床增值角色反过来又通过促进更好的照护，为当地医疗系统增加价值。

学习目标

所有医学生都必须通过他们的 CEP 课程参与 NeighborhoodHELP 项目，这些课程属于医学院的医学与社会主题。这些课程的基于社区的教育结构将健康社会决定因素作为课程的核心内容，为学生提供了丰富的纵向临床经验，并加强了我们的跨专业、以家庭为中心的医疗照护方法。

根据 Magzoub 等对服务性学习的分类，以服务为导向的社区教育涉及让学生和教师参与实际服务交付的项目。传统上，这类项目几乎都是在经济欠发达国家开展的，但我们发现这种方法在美国的弱势和服务不足的社区同样有效。在国际上，所提供的服务范围从初级保健和预防性服务到更广泛的社区发展和动员[7]。NeighborhoodHELP 有意识地包含了广泛的健康和发展服务，并与国际范例一样，从评估目标社区的需求和资源开始其工作。

学生们努力改善这些社区和家庭成员的健康状况，将他们在整个课程中学到的道德、社会、行为和临床知识与技能应用于实践。为指导该课程的学习，我们列出了 HWCOM 医学生在毕业前应掌握的社会责任能力（表 7.1）。

通过 NeighborhoodHELP 及其 CEP 课程，学生有机会通过旨在改善健康和福祉的实际活动来培养和应用这些能力。虽然重点是社会责任和健康的社会决定因素，但其中的许多能力也涉及卫生系统科学其他领域所涉及的知识、技能和态度。

医学与社会单元以及课程和辅助课程整合

如前所述，每门 HWCOM 课程都设置在 5 个纵向课程领域内：①人体生物学；②疾病、病痛和损伤；③临床医学；④职业发展；⑤医学与社会。所有的课程单元同时跨越 4 个连续的学习阶段，每个阶段大致按照 1 个学年进行。在最大限度地提高横向和纵向整合的同时，这些课程单元有助于组织医学院内的所有教育目标和课程。医学和

表 7.1　赫伯特沃特海姆医学院社会责任能力领域和关键能力
社会责任（SA）：共同努力满足患者和社会的健康需求，以证明改善的健康结果并减少健康差异
SA 1. 了解健康的社会决定因素对信念、行为和结果的影响和潜在影响，并将这些知识融入患者照护中
SA 2. 确定并利用适当的信息来源，分析重大公共卫生问题，运用数据得出可信赖的结论
SA 3. 准确描述美国医疗保健系统的组织结构和基本财务模式，以及该系统对学生所照护的患者的潜在影响
SA 4. 接受并报告个人偏见和错误，识别错误的潜在来源，制定行动计划以降低未来出错的风险
SA 5. 与医疗保健系统内外的利益相关者合作协调最佳照护和改善健康
SA 6. 运用健康宣传、系统和政策知识，确定减小健康差距、促进个人和群体健康的策略

社会学科侧重于社会科学以及健康和健康社会决定因素的影响。每个医学和社会单元课程都有 1 ～ 2 名课程主任负责监督该课程的教育计划（图 7.3）。在第 1 阶段，在第一次家访之前，学生学习该领域的两门课程：医学伦理基础和社区参与医生基础。通过这些课程，学生参与教学和小组学习课程，重点关注道德、健康的社会经济和文化方面、社区参与、专业间团队合作、以患者为中心的沟通和激励性访谈等。在第 2 阶段，在 CEP Ⅰ 的基础上，学生开始进行家访。除了该学年所需的 4 次访问之外，他们持续开展与《健康人民 2020》领先健康指标和社会决定因素相一致的教学和体验式学习活动[15]。该课程还包含其他内容，包括政策、医疗法律伙伴关系、预防医学和行为健康，以帮助培养知识和技能，以及培养与家庭和社区成员进行有意义的互动所需的态度。在第 3 阶段和第 4 阶段，即见习期和高年级实习期，课堂活动有所减少。为了完成第 3 阶段的 3 次访问和第 4 阶段的 2 次访

问，学生在实习和轮转期间可以获得脱产学习时间。虽然这些课程定位于医学和社会领域，但其核心原则——道德和健康社会决定因素——已融入整个 4 年课程的临床前病例和临床活动中。此外，我们还将其他领域的内容（特别是临床医学和职业发展）整合到 NeighborhoodHELP 的各种活动中。例如，沟通技巧——学生通过家访提供服务的一部分——作为学生临床技能课程的一部分呈现。同时，有组织的家庭健康教育活动强化了相关的基础和临床科学科目。

课外课程整合的最后一层涉及将社区医学实践与 HWCOM Panther 学习社区（Panther learning communities，PLC）相结合，这是一种促进学校内社区意识的教育和社会结构。我们将整个学生群体和核心教师分配给 4 个 PLC。每个 PLC 都与 NeighborhoodHELP 服务的地理区域保持一致。每个 PLC 内的学生领导者负责监督特定社区需求的 NeighborhoodHELP 目标地区的项目（例如，教育渠道的活动、健康教育、筛查服务、对妇女健康服务的支持以及卫生系统政策倡议）。通过培训和授权医学生创建和管理项目，PLC 补充和支持医学和社会学科课程。这些学生运行的项目得到了学生事务办公室工作人员的支持，并为 NeighborhoodHELP 的家庭、社区合作伙伴和学生团队提供额外资源。一些 PLC 活动完全是课外活动，而花在"实习认可"活动上的时间计入 30 小时的实习要求。活动由学生事务人员、医学和社会教师以及 NeighborhoodHELP 外联人员组成的委员会进行审查。要获得实习学分，活动必须有适当的监督，以群体健康能力为目标，并为 NeighborhoodHELP 社区、家庭或合作伙伴组织带来好处。PLC 与 NeighborhoodHELP 的整合将机构、学生和教师带入一个扩展网络，与致力于服务社区的 HWCOM 进行协作。

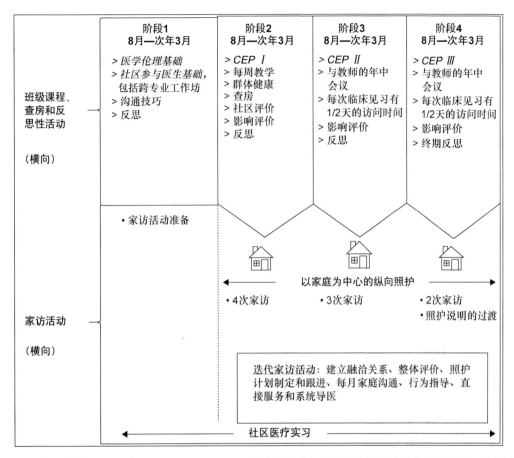

图 7.3 医学与社会课程系列 NeighborhoodHELP 的课堂活动与对家庭和社区合作伙伴的服务、定期反思和影响评价相一致。该图反映了课堂学习、查房和反思性活动（上半部分）与学生家访活动（下半部分）之间的纵向协调。这些相互交织的课堂和家访活动在医学院课程的 4 个阶段（大致与传统学年一致）内展开（纵列）。学生家访活动从第 2 阶段开始，最初的重点是在 SDOH 的背景下评价健康需求，并制定整体计划来满足已识别的需求。随后，学生团队为家庭成员提供直接服务，如健康教育、健康指导和照护

我们认为，NeighborhoodHELP、医学和社会学科课程以及 PLC 的以社区为中心的方法可以通过多种方式为学生提供增值医学教育。在 Gonzalo 等提出的角色增值职业发展框架内，增值教育"为学生提供了丰富的机会，不仅学习生物医学，而且了解生物医学如何在现实世界的卫生系统中发挥作用"[16]。NeighborhoodHELP 在其整个进行过程中都有这样的提供机会。例如，学生在课堂练习和与家访的现实场景中学习与跨专业合作伙伴合作。通过在家访中担任健康教练和健康教育者，学生磨炼他们的临床技能，同时也学习如何更好地理解患者的体验，在家访中深入了解他人的观点。在充当导医员并尝试识别社区资源的同时，医学生可以更好地适应美国复杂的医疗保健和社会服务结构。与社会工作和护理专业的学生和教师一起开展工作，挑战医学生从不同学科的角度看待这些结构。每月给服务的家庭打电话、给跨专业同事发电子邮件和在门户网站上发帖，以及家访中的临床接触，为学生提供了增强沟通技巧的机会，而这些都是他们在临床轮转之前无法做到的。按照 Gonzalo 等所描述的教育"系统意识医生"的方式，NeighborhoodHELP 挑战我们的学生将自己视为复杂系统的一部分，以及努力

提供以患者为中心的照护的团队成员[17]。

学习者评价方法

　　鉴于 NeighborhoodHELP 和 CEP 课程的多维性质，我们采取了多模式方法来评价学生。我们的总体方法与米勒等在高等教育评价方面的工作一致，他们强调评价应既务实，又以研究为基础。正如他们所说，我们认为评价的主要功能有三点：①为学生和教师提供有关学生学习质量的系统指标；②确保维持专业教育标准；③在整个学习过程中激励学生。此外，我们努力改变评价，并将其与特定课程或单元的特定学习形式和教育目标相匹配[18]。作为参与美国医学院校协会核心 EPA 试点项目的成果[19]，我们开发了直接观察以活动为中心的评价工具，这些工具可以在教师实地进行家访时使用[20]，并且可以为学生提供形成性反馈，同时适应各种环境[21]。评价需要包含在特定课程中。因此，我们制定了跨课程的作业和评价，以确保连续性和强化性，同时减少冗余。整个医学和社会领域的所有课程都是通过 / 不通过制。接下来将介绍我们对构成 CEP 系列的四门课程中每门课程的评价方法。

社区参与医生基础——第 1 阶段

　　在第 1 阶段，CEP 基础课程设置在秋季和冬季，为期 5 个月，共 16 周。该课程向学生介绍健康社会决定因素、健康差异、健康公平和跨专业团队合作。课程重点关注从食品或住房不安全等特定决定因素到不同社会经济、种族和民族群体面临的差异这一系列主题。重点在于阐明问题，然后为各学科的医学生提供切实可行的解决方案。所有教学课程均为 2 小时，大多数课程采用类似的形式，即在引导性讲课之后进行小组活动。最后三场课程更加实用，包括关于如何开展家访的现场角色扮演、家访中使用的 EHR

介绍以及大型跨专业研讨会。该研讨会是医学院每年举办的最大的教育活动，涉及该大学 3 个不同学院、9 个不同学科的约 450 名学生。

　　本课程的评价采用以下形式：简短测验、小组活动工作表、期中简答题、小组反思论文和个人反思论文。在大约一半的课程中，学生将在课前阅读我们的课程教材《弱势和服务不足患者的医疗管理：原则、实践和人群》第二版，并在课程期间对该阅读材料进行测验。讲座是对阅读内容的巩固和补充。在整个课程中，约 120 名学生被分成课堂活动小组，每组约 6 人。在课堂的主动学习部分，各小组协作完成一份与健康社会决定因素相关的任务导向工作表，并解决他们共同提交的健康差异问题。在跨专业工作坊中，所有学生都会观看简短的模块，让未来的医生了解其他学科的工作。来自不同学科的教师编写这一模块，我们的学生在每个模块后进行简短的测验。在课程中期，学生将被要求完成一篇关于健康社会决定因素和健康差异的期中小论文。课程结束时，学生要撰写一篇简短的反思论文并参加一个关于电影的小组反思。该课程围绕"公平"这一主题组织，所有小组观看由他们自己选择的涉及该主题的电影。学生们个人和集体反思这部电影，以及电影教给他们的关于公平和正义的知识。

社区参与医生 I ——第 2 阶段

　　医学院第 2 年通过 CEP I 推出完整的 NeighborhoodHELP 体验。该课程包括 24 周的教学课程和 4 次跨专业人员间的家访，贯穿全年。大约一半的教学课程遵循 CEP 基础课程中开创的形式，即由引导性讲课引出课堂小组活动。这些课程涵盖的主题包括慢性病管理、家访所面临的道德挑战、预防医学指南和咨询以及卫生系统科学主题，例如促进患者安全的交接策略。其余课程采取多种形式，包括传统讲座、"会见患者"会议、建筑环境设计思维研讨会、反思查房和跨专业查房。在反思查房中，教师们会引导来自同一 PLC 的医学生小组讨论他们在 NeighborhoodHELP 中的经历，并回答一些提示和指导性问题。跨专业活动包括由医疗、护理和社会工作学生组成的 PLC 特定团队介绍他们的家庭，讨论他们的家庭面临的问题，并一起集思广益潜在的解决方案。

每季度进行一次家访。由医学和护理专业的学生组成的团队，有时还有社会工作专业的学生，与指定的指导教师协调、计划、进行访问并汇报访问情况。作为课程要求的一部分，医学生在每次访问期间至少完成一项家庭活动。家庭活动是由我们的核心教师设计的结构化健康教育、信息收集或健康/生活方式咨询干预活动，供医学生与其跨专业合作伙伴一起进行。现在有 13 个选项可供学生选择，例如营养指导、家庭安全评估、基于动机访谈的协作行为指导活动以及儿童哮喘辅导方案。在 CEP Ⅰ 中，学生必须在 1 年中的某个时间完成健康社会决定因素评价活动和预防医学咨询活动。

与 CEP Ⅰ 中的教学活动范围相关的评价包括以下内容：简短测验、小组活动工作表、期中简答题、个人反思论文、查房细则和小组社区医学研究论文。对于家访，我们为访问设计了基于工作场所的总体评价（WBA），并为每个结构化家访活动设计了较短的 WBA。多项选择题测验、小组活动工作表和期中简答题的功能与第一阶段课程类似。CEP Ⅰ 中的个人反思文件与反思查房联系起来，并包含相同的指导提示："与您的家庭一起工作时，您学到了关于健康社会决定因素的什么知识？"论文的评分标准侧重于思想和反思的深度以及写作的质量。三轮跨专业查房和一轮反思查房都有相应的评分标准，由辅导老师填写。这些评分标准评价与职业素养、展示技能和小组处理技能相

关的领域，以及 HSS 技能，例如与队友合作以及满足家庭需求的参与度和健康社会决定因素。社区医学研究论文是一个小组项目，有来自同一 PLC 的大约 6 名学生参与，重点关注他们所在的 NeighborhoodHELP 社区中注意到的健康差异。这些小组撰写了一份正式的公共卫生建议书。教师根据结构化的评估标准对论文进行评分，评价他们的文献检索、对社区和文化背景的评价以及他们提出的干预措施的强度。与家访相关的 WBA 是利用简短的电子的 Qualtrics 评分标准，教师可以在家访后 48 小时内完成。学生通过电子邮件收到一份副本。这些准则评价了我们标记为"功能"的领域，包括团队沟通、准备和跟进工作的质量、对局限性的认知、以患者为中心以及对健康社会决定因素的关注等。为了确保学生与家人保持持续的关系，我们还每个月对门户网站文档进行审核，以查看学生是否记录了他们与家庭和跨专业合作伙伴的每月沟通。

社区参与医生 Ⅱ 和 Ⅲ——第 3 阶段和第 4 阶段

在医学院的最后 2 年，学生继续进行 NeighborhoodHELP 的家访活动，而不再进行教学课程。这些访问的形式保持不变，在理想情况下，学生在第 3 年内继续与分配到的相同家庭进行家访。如果学生在与相应家庭约定时间时遇到困难，例如，由于家庭成员的工作变动或因为家庭退出计划或搬家，他们会被重新分配。学生在第 3 年在 CEP Ⅱ 课程的支持下进行三次家访，在 CEP Ⅲ 课程的最后一年进行两次家访。根据结构化指导工作表，除了家访之外，四年级学生还与即将开始 CEP Ⅰ 的一年级学生进行半小时的辅导会议，以提供有关 NeighborhoodHELP 的建议和指导。我们设计 CEP Ⅱ 和 Ⅲ 的目的是为学生提供短暂的中点机会，让他们与指定的 NeighborhoodHELP 导师会面，对其中一

位家庭成员进行正式介绍，并讨论后续措施。

第 3 阶段和第 4 阶段课程的评价与所描述的努力相符。家访结束后，学生通过 WBA 收到有关家访本身以及所进行的任何家庭活动的反馈。在学年中期，安排学生与指定的 NeighborhoodHELP 教师导师会面。在会面期间，学生们进行正式的口头陈述，类似于临床病史采集和体检，并根据清单评分标准进行评分。在这两门课程结束时，学生将就前一年的服务性学习经历撰写个人反思论文。论文的提示发生了变化，学生们被要求更多地思考自己的职业身份和发展。三年级学生被要求思考这个问题："与'家人'一起工作如何影响你与患者的一般互动方式？"四年级学生会收到这样的提示："随着医学院即将结束，与'家人'的合作如何影响你对自己作为未来医生的看法？"论文评分表主要评估写作质量以及思考和反思的深度。为了与即将进入二年级的学生进行的年终辅导课程，四年级学生要完成一份辅导工作表，并将其上传到 Canvas 学习管理平台。根据本节开头概述的评价的三个主要功能，我们正在不断调整不同活动的一些标准和时间安排。我们的指导方法包括三个方面：提供学生作业质量的系统性指标，确保所有课程的能力标准，并努力保持学生的参与度和积极性。

评估程序

HWCOM 的所有课程的正式评估流程均经过医学教育办公室（OME）协调。每门课程结束时，学生都会收到一份需要填写的电子调查问卷。该调查问卷包括 5 个李克特式量表问题以及自由文本评论的机会。在整理和编制问卷结果后，OME 会将它提供给课程主任，并安排与我们的课程主任和提供课程的学生代表进行 1 小时的课程总结，学生代表会就课程提供额外的反馈。

标准李克特式量表问题的评分范围从低

到高分为 1 ～ 5 分：①课程内容（讲座、材料、活动）与学习目标相匹配；②作业或活动与课程内容相关并为课程内容提供支持；③课程组织良好；④课程主任与学生和教师进行有效的沟通；⑤这门课程促进了我的学习。制定标准问题可以在不同课程和不同时间之间进行比较。自由文本评论和课程汇报会议可以提供更多的定性反馈，以便在每年修订课程内容和设计时考虑这些反馈。

在开设 CEP 课程的历史上，学生们通过李克特式量表对课程的评价越来越高，并提出越来越频繁的正面叙述性评论。学生们倾向于将一年级的学习课程评为该系列中最出色的课程，因为该课程的整体设计、教师的热情以及小组学习活动的创造力都更好。许多学生认为 NeighborhoodHELP 让人大开眼界，这也是他们选择佛罗里达国际大学而不是其他学校的主要原因之一。通过这些课程，学生看到学院的使命是以社区为中心，并通过这些课程培养对社会负责的医生，这也让学生们感到振奋。四年级学生经常评论 NeighborhoodHELP 在住院医师面试过程中对他们的价值，因为它为他们提供了经验和见解，帮助他们从其他学生中脱颖而出。

鉴于 NeighborhoodHELP 和 CEP 课程的复杂结构，学生们普遍对课程作业的沟通表示不满，特别是安排家访的困难。为了改善沟通，课程负责人为所有 4 门 CEP 课程创建了"学生参与清单"，其中一页列出了所有课程作业和截止日期。对于 CEP Ⅰ、Ⅱ和Ⅲ，课程主管还会发送针对特定课程的每月通讯，提醒学生该月到期的任何作业，并提供完成这些作业的提示。改进入户拜访安排流程是一个长期项目——我们启动了许多机制来简化安排。最重要的改进是 2018 年推出的在线访问安排程序，学生可以在集成到门户中的电子日历上预订位置，并由我们的日程安排办公室进行监督。该平台不断更新，让学生可以看到该项目何时有教师和安全人员覆盖，以便他们可以与队友和家人现场协商预约时间。在线日程安排程序是我们改进学生工作流程的关键方式之一，它经常出现在我们的课程评估中。

实施历史和采取的策略

在设想 NeighborhoodHELP 和课程设置以支持学生的项目体验时，我们按照科恩课程开发模型进行操作，本书第 3 部分也提到了这一点[22]。在该模型中，第五步侧重于实施。根据该框架，实施的关键方面是：①获得政治支持；②确保资源；③解决障碍；④引入课程；⑤管理课程。在描述这些步骤时，我们还将强调所需的资源以及可行性和可持续性的关键建议。

科恩实施步骤 1：获得政治支持

以社区为基础的教育理念早在医学院成立之前就已提出，并且始终是 HWCOM 使命和社区关注的重要组成部分。学院目前的使命宣言明确提出培养"对社会负责、以社区为基础的医生、科学家和卫生专业人员"——家访经历被认为是实现这些使命目标不可或缺的一部分。HWCOM 的创始院长 John Rock 和人文、健康与社会系的创始主席 Pedro Greer Jr. 拥护 NeighborhoodHELP 的理念，并在学院最初聘用的所有员工中都获得了对该项目的支持。在签约所有临床工作人员之前，他们寻求了社会科学家团队的帮助，该团队指导了最初的项目开发。随后，早期的教职员工与社区利益相关者进行了协商，包括当地县医院系统、县公共卫生部门、其他县官员、大迈阿密犹太联合会等较大的社区组织以及各种小型基层组织。为当地组织提供技术支持，并为其客户提供直接服务，是一个持续的社区社会资本的来源。社会科学团队对这些初始合作伙伴和利益相关者确定的目标社区进行了需求评估（needs assessment）；这种需求评估以及与这些创始利益相关者的磋商，为各种进一步的社区伙伴关系奠定了基础。当课程的主线结构开始形成时，Rock 博士和 Greer 博士争取将医学与社会学单元并入 HWCOM 社会责任特性的课程中。通过将支持 NeighborhoodHELP 的课程纳入医学院的课程单元，该项目已成为学校教育工作的核心。

所需资源

科恩实施步骤 2：确保资源

考虑到在医院或社区卫生中心之外建立复杂的健康和社会服务提供平台需要资金、人员和社区合作伙伴方面的一系列支持，创始人员努力为该项目建立捐赠基金。最初由当地慈善家、绿色家庭基金会（Green Family Foundation）和巴切尔基金会（Batchelor Foundation）资助，他们为该项目提供了稳定的收入来源。第一批雇用的一些支持人员包括外联团队，以建立一支核心员工队伍，能够启动和维持与社区合作伙伴和家庭的关系。尤其是外联专家，他们是从我们服务的社区聘请的。社区合作伙伴除了作为家庭推荐来源外，还为学生和外联成员提供资源网络，以获得家庭所需的服务。这种方法提供了与这些社区的联系以及塑造整个项目如何与社区服务提供商和客户互动的独特视角。最后，Rock 院长承诺为 NeighborhoodHELP 核心临床教师提供核心教育资金，这些教师将专门负责每周监督家庭访问。

关于可行性和可持续性的重要建议

科恩实施步骤 3：解决障碍

确保这些资金来源还考虑到了一个预期

的障碍：担心兼职教师不会优先考虑以家庭为中心的教育活动。解决这一障碍的方法之一包括让核心教师从事全职教学，而不提供与临床相关的激励来分散核心教育职责。例如，NeighborhoodHELP 教师每周教授临床技能课程、为三年级学生提供基于问题的学习课程，以及为一年级和二年级学生提供基础科学的基于案例的学习课程。建立像 NeighborhoodHELP 这样的项目有可能疏远那些与传统医学教育更加一致的职能的教职员工和院系，例如基础科学教育工作者、核心临床科室、支持学生在考试和比赛中取得好成绩的办公室。我们应对这一潜在挑战的方法是与这些部门和办公室合作，开展联合课程项目并帮助他们实现目标，同时在我们的课程中提供互补的经验。社区网络促进了以健康社会决定因素为重点的服务转介，使学生团队能够解决其指定家庭的健康障碍。

科恩实施步骤 4：引入课程和科恩步骤 5：管理课程

医学和社会学科课程作为 HWCOM 初始课程的一部分推出。随着时间的推移，初始课程中涉及的设计、学习活动和评价策略发生了显著变化，但我们现有的灵活的监督结构使这些课程得以维持和改进。特别是对于 CEP Ⅰ、Ⅱ 和 Ⅲ 课程，我们建立了一个课程管理委员会，负责就教学部分的各个方面向两位课程主管提供建议。在行政支持方面，这三门课程有两名全职行政助理，他们在教学和家访方面为课程提供帮助。由于监督一个每年提供约 1200 次家访的项目存在诸多困难，两位课程主管每周与行政支持人员会面，审查学生的电子邮件并为任何问题提供解决方案。此外，该监督团队每周与一位外联主任举行电话会议，讨论对我们的学生而言特别困难挑战

的特定家庭。最后，CEP 课程主管每年为所有 NeighborhoodHELP 核心教职人员和外联工作人员以及跨专业教职人员和医学生代表举办一次半天的静修会，我们在会上审查 NeighborhoodHELP 的所有运行过程，以庆祝成功并寻找改进的机会。

结论

这种持续监测、收集利益相关者反馈以及努力改进的奉献精神是佛罗里达国际大学增值医学教育方法的特点。在这种方法中，NeighborhoodHELP 和 CEP 课程充当互补的支柱，支持 HWCOM 更广泛的使命，即培养有社会责任感、响应社区需求的医生。NeighborhoodHELP 建立在我们外联团队工作支持的社区合作伙伴网络的基础上，为所服务社区的家庭和医疗保健系统提供价值。通过家访，跨专业学生团队支持当地初级保健临床医生的工作，并将家庭与当地社会服务提供者和资源联系起来。这些以家庭为中心的照护工作可以帮助参与者解决健康社会决定因素、增强复原力并最终实现更好的健康结局。

为了启动和实施 NeighborhoodHELP 及其支持课程，创始院长和教师采取了积极措施，以确保该项目拥有可靠的捐赠资金和致力于该事业的核心教师队伍。为了促进与医学院内其他部门和业务的合作，这些教师在学校内教授许多课程。认识到该项目的复杂性，我们采取了多种方法来监控该项目的各个方面，从多维度的学生评价到定期的课程评价，从每周的团队会议到每年的静修会。我们继续努力改善与学生以及项目内各利益相关者之间的沟通，并更方便地安排家访。通过与我们的外联团队合作，我们渴望以有利于学生和家庭体验的方式不断发展。

参考文献

1. Oandasan I, Malik R, Waters I, Lambert-Lanning A. Being community-responsive physicians. Doing the right thing. *Can Fam Physician*. 2004;50:1004–1010.

2. Geiger HJ. Community-oriented primary care: the legacy of Sidney Kark. *Am J Public Health*. 1993;83(7):946–947. https://doi.org/10.2105/AJPH.83.7.946.

3. Geiger HJ. The first community health centers: a model of enduring value. *J Ambul Care Manag*. 2005;28(4):313–320. https://doi.org/10.1097/00004479-200510000-00006.

4. Geiger HJ. Community-oriented primary care: a path to community development. *Am J Public Health*. 2002;92(11):1713–1716. https://doi.org/10.2105/AJPH.92.11.1713.

5. CCPH Board of Directors. Position Statement on Authentic Partnerships. Published online 2013. https://ccphealth.org/95-2/principles-of-partnering/ Accessed December 15, 2020.

6. Hunt JB, Bonham C, Jones L. Understanding the goals of service learning and community-based medical education: a systematic review. *Acad Med*. 2011;86(2):246–251. https://doi.org/10.1097/ACM.0b013e3182046481.

7. Magzoub MEMA, Schmidt HG. A taxonomy of community-based medical education. *Acad Med*. 2000;75(7):699–707. https://doi.org/10.1097/00001888-200007000-00011.

8. Rock JA, Acuña JM, Lozano JM, et al. Impact of an academic–community partnership in medical education on community health: evaluation of a novel student-based home visitation program. *South Med J*. 2014;107(4):203–211. https://doi.org/10.1097/SMJ.0000000000000080.

9. Greer PJ, Brown DR, Brewster LG, et al. Socially accountable medical education: an innovative approach at Florida International University Herbert Wertheim College of Medicine. *Acad Med*. 2018;93(1):60–65. https://doi.org/10.1097/ACM.0000000000001811.

10. Bringle RG, Hatcher JA. Campus-community partnerships: the terms of engagement. *J Soc Issues*. 2002;58(3):503–516. https://doi.org/10.1111/1540-4560.00273.

11. Coombe CM, Schulz AJ, Guluma L, et al. Enhancing capacity of community–academic partnerships to achieve health equity: results from the CBPR Partnership Academy. *Health Promot Pract*. Published online December 29, 2018:152483991881883. https://doi.org/10.1177/1524839918818830.

12. Sandmann L, Kliewer B. Theoretical and applied perspectives on power: recognizing processes that undermine effective community-university partnerships. *J Community Engagem and Scholarsh*. 2012;5(2). http://jces.ua.edu/theoretical-and-applied-perspectives-on-power-recognizing-processes-that-undermine-effective-community-university-partnerships/. Published October 15, 2012. Accessed December 15, 2020.

13. Florida International University College of Medicine. Community benchmark executive summary Northwest Miami-Dade. Published online 2010. http://digitalcommons.fiu.edu/com_archival/709. Accessed December 15, 2020.

14. Gonzalo JD, Dekhtyar M, Hawkins RE, Wolpaw DR. How can medical students add value? Identifying roles, barriers, and strategies to advance the value of undergraduate medical education to patient care and the health system. *Acad Med*. 2017;92(9):1294–1301. https://doi.org/10.1097/ACM.0000000000001662.

15. Institute of Medicine (US) Committee on Leading Health Indicators for *Healthy People 2020*. Leading health indicators for *Healthy People 2020*: Letter Report. National Academies Press (US); 2011. http://www.ncbi.nlm.nih.gov/books/NBK209475/. Accessed December 15, 2020.

16. Gonzalo JD, Thompson BM, Haidet P, Mann K, Wolpaw DR. A constructive reframing of student roles and systems learning in medical education using a communities of practice lens. *Acad Med*. 2017;92(12):1687–1694. https://doi.org/10.1097/ACM.0000000000001778.

17. Gonzalo JD, Wolpaw D, Graaf D, Thompson BM. Educating patient-centered, systems-aware physicians: a qualitative analysis of medical student perceptions of value-added clinical systems learning roles. *BMC Med Educ*. 2018;18(1). https://doi.org/10.1186/s12909-018-1345-5.

18. Miller AH, Imrie BW, Cox K. *Student Assessment in Higher Education: A Handbook for Assessing Performance*. London: Kogan Page; 1998.

19. Obeso V, Brown D, Aiyer M, et al. *Core Entrustable Professional Activities for Entering Residency: Toolkits for the 13 Core EPAs*. Washington, DC: Association of American Medical Colleges; 2017.

20. Bryan C, Clegg K, eds. *Innovative Assessment in Higher Education*. London: Routledge; 2006.

21. Gibbs G, Simpson C. Measuring the response of students to assessment: the Assessment Experience Questionnaire. In: *11th International Improving Student Learning Symposium, Hinkley. Semantic Scholar*. Published online 2003. https:// www.semanticscholar.org/paper/Measuring-the-response-of-students-to-assessment%3A-Gibbs-Simpson/57111701f9d 713bde7780f6442e6bb4c1cf1b43b. Accessed May 12, 2021.

22. Kern DE, Thomas PA, Hughes MT, eds. *Curriculum Development for Medical Education: A Six-Step Approach*. 2nd ed. Baltimore, MD: Johns Hopkins University Press; 2009.

第 8 章

低年级医学生作为临床微系统变革的推动者——改善质量、价值和患者体验：加利福尼亚大学旧金山分校医学院

Stephanie Rennke，Leslie Sheu，Anna Chang

学习目标

1. 界定低年级医学生作为卫生系统变革推动者的理论背景，以改善质量、价值、公平和患者体验。

2. 描述预见习体验式卫生系统改进课程的目标和课程设置。

3. 在整体项目结果测量的背景下，比较和对比跨临床教学基地的四个样本学生项目。

4. 明确实施资源，包括教师发展和卫生系统跨专业团队。

5. 分享可行性和可持续性教育项目的最佳实践，将低年级学生嵌入临床微系统，使其成为团队增值成员。

提纲

本章提要

在这一章，我们以加利福尼亚大学旧金山分校医学院的临床微系统见习（clinical microsystem clerkship，CMC）作为实例，介绍将预见习的低年级医学生融入临床微系统中，让他们成为团队成员和变革推动者的一个课程。我们审视了 CMC 课程以及学生、医师教练（faculty coach）和跨专业团队的角色和责任。最后，我们讨论了该项目实施

5 年来的结果、经验教训和最佳实践。

引言

21 世纪的医生面临着在复杂的卫生系统中提高医疗服务质量和价值责任的挑战。为了应对这些挑战，医学院开始增加医学生卫生系统科学（health systems science，HSS）能力的培养，以培养出不仅能够成为临床医生、教育者或研究者，还能成为卫生系统改进的领导者和合作伙伴的医生[1-3]。虽然有多种模式可以将 HSS 纳入院校医学教育中，但医学院对医学生嵌入临床工作场所的纵向增值角色（longitudinal value-added roles）越来越感兴趣。纵向增值角色可以让医学生直接参与对医疗有影响的 HSS 活动中，这些活动可以改善质量、患者安全、价值、医疗资源获取以及医疗卫生不平等现象[4]。本章描述了一种 CMC 课程，使医学生能够作为卫生保健系统的贡献性团队成员，通过完成一项项目来改善重要的流程或结果，从而造福患者、医生、其他医疗保健专业人员或整个系统。

为了向医学生介绍 HSS，我们采用了两个理论视角来指导我们的策略：①实践共同体（communities of practice）；②工作场所学习（workplace learning）。Lave 和 Wenger 在 1991 年描述的实践共同体理论认为，在同一环境中工作的人会在其社会结构内共同学习[5]。因此，实践共同体是"一群人分享对某种事物的关注或热情，并在定期互动中学习如何更好地做事情"[4]。通过有意识的互动，团队通过建立共同协作的知识和关系，会朝着共同的目标努力[6]。同样，工作场所学习和体验式学习是基于社会文化理论的概念，即学习发生在"工作中"，通过正式和非正式的方式获得新的知识和技能[7-8]。传统中，低年级医学生在课堂上学习或在有限的临床实习中学习。通过参与 HSS 的经

验式互动，医学生可以被融入临床实践共同体中，担任附加增值角色，更好地深入了解临床工作场所的文化和动态。

教育工作者描述了将 HSS 纳入医学生教育中的困难，包括课程时间、资源投入、医师教练培训、学生参与和学习者评价等[9]。尽管存在这些困难，但当学生们被纳入专注于当前质量改进项目的团队中时，他们仍然可以作为变革的推动者[10]。在这里，我们描述了加利福尼亚大学旧金山分校（University of California，San Francisco，UCSF）的临床微系统见习（CMC），这是医学院的一个纵向项目，在这个项目中，低年级医学生成为医疗团队的一员，为医疗团队带来了价值，并为实时医疗系统的改进做出贡献。

加利福尼亚大学旧金山分校医学院临床微系统见习

课程概述

2016 年，加利福尼亚大学旧金山分校医学院推出了"桥梁"课程，该课程通过将基础科学和临床科学的基础知识与卫生系统科学（HSS）结合起来，为科研探索留出了时间，提供专门的时间用于学术工作，并使学习个性化以支持职业目标，从而改革了整个医学院的课程[11]。"桥梁"课程包括三个阶段的教育：基础阶段 1（第 1 年和第 2 年）、基础阶段 2（核心见习）和职业启动（临床实习和选科轮转）。

CMC 是为一、二年级医学生在基础阶段 1 期间开设的为期 15 个月的临床技能和卫生系统科学课程。CMC 课程在课堂、模拟中心和各种被称为微系统的临床教学基地进行。这些临床微系统作为 3 个更大的关联卫生系统（学术卫生系统、县级卫生系统和退伍军人卫生系统）的小型微观环境。在

2020 年 3—6 月 的 COVID-19 大 流 行 期 间，小组活动被转换为纯虚拟形式，包括通过远程医疗进行的标准化病人接诊。微系统工作和卫生系统改进活动继续以虚拟形式进行；当这些项目都无法开展时，学生将转向参与 COVID-19 相关的新项目。在 2020—2021 学年，学生终于返回到现场学习，进行基本活动，例如体格检查和某些微系统活动。

学生每周有一天时间参加 CMC 课程，并被分成若干纵向学习共同体。每个学习共同体由 5～6 名学生组成，并由 1 名医师教练指导。每周有半天时间专注于卫生系统改进，CMC 卫生系统改进课程侧重于特定的改进主题、跨专业合作，以及在复杂的团队和系统中提高职业认同。学生们与他们的教练和跨专业团队成员直接合作和学习，共同参与到一个纵向项目中，主要解决微系统的问题。图 8.1 概述了 CMC 卫生系统改进课程的组成部分。

教师发展

在加利福尼亚大学旧金山分校，医师教练指导低年级医学生学习卫生系统科学（HSS）。他们都是临床医学的教师，来自 20 多个不同的医学专业，经过竞争选拔并获得财政支持，担任医学院导师，并担任 CMC 课程教练。教练们在临床微系统的小组会议上主要指导卫生系统改进项目。这些临床医学教师之所以被选中担任 CMC 课程教练，是因为他们都致力于医学生教育，但许多教练在加入 CMC 之前并没有过卫生系统科学或质量改进方面的培训或经验。

教师发展是医师教练专业发展的基石，并有助于学生在所有临床教学基地都能进行标准化学习。图 8.2 说明了教师发展所涉及的主题，包括 HSS、项目规划和指导技能。每周教学形式包括大组、小组和个别指导。在学年期间，每周的教师发展会议涵盖了下

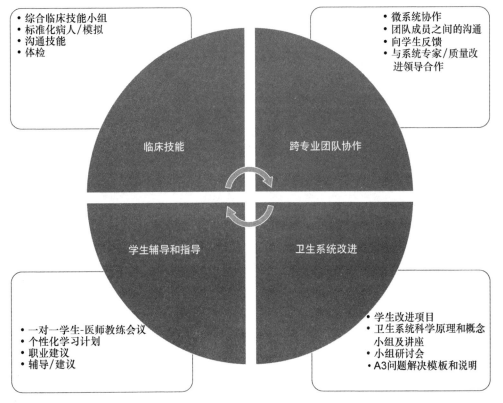

图 8.1　加利福尼亚大学旧金山分校医学院临床微观系统见习改进课程组成部分

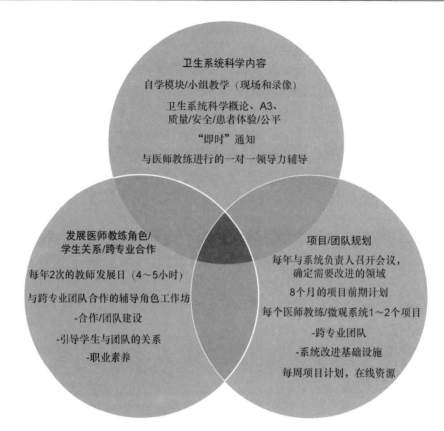

图 8.2   加利福尼亚大学旧金山分校医学院临床微观系统见习卫生系统促进教师发展

周的 CMC 课程活动，并包括"即时"的通知。所有医师教练每年都要参加两次为期一天的教师发展会议，包括互动式小组研讨会和关于课堂活动、卫生系统改进活动、辅导和职业指导等主题的讨论。

每学年开始前的 8 个月，医师教练会准备一个详细的流程来指导质量改进项目的发展，为学生的到来做准备。作为卫生系统改进准备过程的一部分，每位医师教练在学生到达之前会与 CMC 领导团队会面 3～4 次，并完成一个项目工作手册，详细描述项目，包括指标／数据获取计划、跨专业团队名单以及在微系统中工作的详细信息。

学生项目

在项目启动之前，通过大约 20 小时的基础大组教学和小组研讨会，给学生们介绍 HSS 的概念，包括精益方法论（lean methodology）。卫生系统改进项目的工作和学习始于卫生系统"沉浸周"，在这一周里，一年级医学生会见首席执行官，跟随跨专业医务人员实习，并倾听该卫生系统的患者故事。框 8.1～框 8.4 突出展示了几个学生项目，并包含学生对项目过程的反思。

在剩下的 15 个月里，学生们使用经过改编的精益 A3（Lean A3）模板跟踪项目进展，这是一种标准化的医疗质量持续改进工具，最初由丰田汽车公司开发，用于记录和跟踪制造流程的改进[12-13]。CMC A3 改编自精益 A3（Lean A3），是一种解决问题的工具和文件，最初基于 A3 纸的大小（11 英寸×17 英寸），用于在时间上直观和图形化地展示和跟踪学生健康系统改进项目的迭代过程和进展。CMC A3 按顺序包括以下组成部分：①描述问题；②当前状态（包括过程映射和流程图）；③目标；④差距分析：问题

框 8.1　解决高血压管理的差异问题

项目描述：改善非裔美国人在初级保健中的高血压控制

在初级保健诊所中，非裔美国患者高血压未控制比例为 41%，而其他族裔高血压的未控制比例为 25.7%。该团队的目标是在 9 个月的时间内改善非裔美国患者的高血压控制 *。学生们开发并实施了一个外联电话计划，以安排血压检查预约，了解患者对差距的看法，以及安排与医生或护士的后续办公室访问，解决需求和障碍。

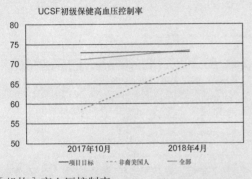

UCSF 初级保健高血压控制率

- 总的高血压控制率增加了 10%，高血压未控制患者为 38%
- 该计划的高血压控制测量标准被 [机构] 采用为一种新的方法

[机构] 高血压控制率

课程训练 / 系统增值

当我们进行跨专业访谈时，我们了解到许多护士都有患者小组，他们会跟进患者小组，对患者的高血压进行监测和咨询。通过这个质量改进项目，我们清楚地认识到，护士、医师助理和其他跨专业成员是了解患者在医疗过程中面临的障碍和经历的宝贵资源。

——学生团队

* "控制"血压的定义：18 ～ 59 岁成年人收缩压低于 140 mmHg，舒张压低于 90 mmHg；60 ～ 86 岁成人糖尿病患者血压低于 140/90 mmHg；60 ～ 86 岁无糖尿病的成年人血压低于 150/90 mmHg。

存在的原因；⑤实验 / 干预措施描述；⑥行动计划；⑦研究 / 反思 / 下一步措施。图 8.3 展示了 CMC 精益 A3（Lean A3）模板。

虽然关注领域有所不同，但所有学生都积极参与系统改进工作，使用相同的标准精益系统问题解决方法，定期与医疗团队成员互动，并与其他学生合作完成项目。学生团队与他们的教练和跨专业医护人员——护士、社会工作者、药剂师、物理治疗师、系统专家、病例管理人员等在微系统中合作。对于他们所面对的卫生系统问题，学生完成背景调研、流程映射、差距分析、干预措施（采用质量循环改进模型）、测量、评估，并反思所学到的教训和项目的可持续性。所有学生项目的重点领域都涉及质量改进、患者安全、健康公平、患者体验、高价值医疗和医疗服务等地方和国家的优先领域。

项目的实例包括减少精神病患者的再入院率，引导患者参与脑震荡后的照护教育，以及开发一个向机动车辆部门报告复发性癫痫患者的系统。表 8.1 列出了一些选定的项目、医疗保健系统（县级医疗系统、学术医疗系统、退伍军人医疗系统）、干预措施和结果。框 8.1 ～ 框 8.4 突出展示了几个附加示例，包括描述、结果、对系统的影响以及从学生角度得到的教训。

学习目标

这项卫生系统改进活动的目标是让学生应用标准流程来解决当前卫生保健中的问题，与跨专业团队合作，并为患者和临床医生的临床微观系统贡献价值。学生的课程学习目标包括：①确定微系统改进工作如何支

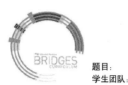

加利福尼亚大学旧金山分校医学院/临床微系统见习（CMC）
A3模板

题目：　　地点: 加利福尼亚大学旧金山分校 / 旧金山退伍军人医学中心 / 扎克伯格旧金山综合医院　　教练：　　日期：
学生团队：

1. 背景：你说的是什么问题？为什么？	5. 实验：你提出了什么对策？为什么？
确定你正在谈论的基本问题，给出问题的背景，并说明为什么这被认为是一个问题 　▪ 量化问题，如安全性、可靠性、满意度、性能、成本 　▪ 指出问题发生的具体时间段 　▪ 包括一个基准或其他比较价值（这个问题有多严重？） 　▪ 用视觉叙事工具说明背景陈述	**你建议进行哪些实验或采取哪些对策来解决根本原因？** 　▪ 在目前的情况下，解决差异和提高绩效的最佳对策是什么？ 　▪ 提供清楚的理由说明为什么这些选择是最佳的
2. 现状：目前的情况如何？	6. 行动计划：你将如何实施
用图表或图表说明当前的情况，说明哪里出了问题 　▪ 哪些事实和数据定义了问题（即证明问题存在）？ 　▪ 以直观的方式清晰地展示当前的情况。考虑使用图表、图形或流程图 **写一个简明的问题陈述，使用数据来定义问题**	**记录行动、步骤、结果、时间线和角色** 　▪ 考虑使用甘特图或里程碑图 　▪ 做什么：到底需要做什么？主要行动是什么？ 　▪ 谁来做：谁将负责做什么？何时做？做多少？需要什么支持？ 　▪ 什么地点：确定实施将在哪里进行 　▪ 什么时间：确定计划项目的基本时间 　▪ 如何做：准备工作将如何进行？
3. 目标条件（目标）：期望的具体结果是什么？	7. 研究、反思、计划下一步：你将如何确保质量循环改进模型的持续进展？
说明解决问题后定义成功的目标条件 　▪ 量化目标 　▪ 使用SMART(具体的、可测量的、可实现的、相关的、及时的)度量标准 　▪ 明确一个具体的目标期以实现目标 　▪ 通过说明"按照……测量"来确定要使用的改进度量	**承诺定期审查，研究实施进度，并做出必要的调整** 　▪ 考虑创建一个"仪表板"来跟踪主要目标的进展，并在甘特图中确认里程碑 　　○ 你是否达到了目标？你如道为什么吗？ 　　○ 你会使用什么流程来实现、确保和维持成功？ 　　○ 你学到了什么？下次你会怎么做？ 　　○ 出现了哪些新的问题或意想不到的后果？你对其他人有什么建议吗？
4. 差距分析：问题为什么存在？	
识别问题的根本原因。讨论必须解决的任何限制或机构障碍 　▪ 考虑使用差距分析工具，如5问法或鱼骨图 　▪ 清楚地描述为什么你遇到这个问题，需要改变什么 　▪ 是什么限制或障碍阻碍了你实现目标？	

UCSF Bridges徽标获得UC Regents®授权

图 8.3　临床微系统见习 A3 模板

持组织、监管、支付、公开报告或内部质量目标；②运用知识和沟通技巧，在卫生保健领域进行有效的跨专业合作；③寻求、反思、分享和整合临床工作场所的反馈和数据。

学习者评价方法

学生评价包括一系列策略，让学习者展示他们的 HSS 知识和技能，包括：①质量改进知识应用工具（修订版）（quality improvement knowledge application tool-revised，QIKAT-R）；②在 CMC 期间的几个时间点完成学生小组 CMC 精益 A3（Lean A3）文件；③个性化的跨专业团队成员反馈。这些评价的时间表如图 8.4 所示。

每年两次，学生单独完成质量改进知识应用工具（修订版）（QIKAT-R），这是一项关于质量改进知识的有效知识测试。质量改进知识应用工具（QIKAT）提出了一个有系统问题的临床场景，有三个开放式问题：①通过写一个目标声明来确定目标；②列出用来评价问题的措施；③描述一个实验 / 干预来测试可能解决目标的方法。

加利福尼亚大学旧金山分校改编的 CMC 精益 A3（Lean A3）问题解决工具由学生团队完成，并在 CMC 期间使用 CMC 领导团队开发的评分表进行评估。教练和 CMC 领导使用 QIKAT 和 A3 的规则，评价每个学生（通过 QIKAT）和学生群体（通过精益 A3）是否达到期望的标准。在第一年的春天，学

框 8.2 手术患者出院后阿片类药物管理

项目描述：妇科肿瘤微创手术后门诊阿片类药物处方及处理

为了解决阿片类药物在术后的过度处方、过度使用和潜在浪费问题，该团队与［机构］妇科肿瘤增强恢复途径（Gynecology Oncology Enhanced Recovery Pathway，ERAS）合作，共同制订安全的阿片类药物处方和处理方法。多模式干预包括：①在出院时使用标准化处方——羟考酮 5 mg 片剂 20 片的电子处方；②对医务人员进行宣传教育；③对出院患者进行宣传教育，告知她们如何处置多余的阿片类药物，比如可以放入医院或药店等附近的处方药物处，也可以邮寄回医院或相关机构等。

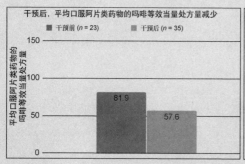
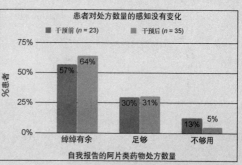

干预前和干预后队列在种族、族裔、年龄、BMI、首选语言和微创手术类型分布方面相似

- 出院时处方的 **OME** 减少了 **30%**
- 住院后患者对疼痛控制的感知没有变化
- 出院小结里并没有增加对安全处理的选项

OME（oral morphine equivalent），口服吗啡等效当量

经验教训／系统增值

我们获得了妇科肿瘤微系统方面大量有用的本地知识。我们知晓了处理阿片类药物的本地资源。我们还了解到部门中促进或阻碍长期变革的机遇和障碍，包括居民、住院医师和医疗服务提供者的不断变化，以及部门内协调的团队合作和支持。

——学生团队

生们确定一位跨专业的医疗保健专业人员（不是医生），从他们那里得到关于优势和需要改进领域的反馈。QIKAT、精益 A3 和跨专业反馈的结果与学生共享，可以通过在线"仪表板"访问，学生和他们的教练都可以使用。为期 15 个月的项目结束时，学生团队将在质量改进研讨会上创建并展示一份海报。

评估程序

项目评估包括定性和定量措施。总体而言，在过去 4 年里，学生整体满意度很高，平均满意度为 4.60 分，满意度标准从 1（低）

到 5（高）。学生们描述了在课程结束后立即学习卫生系统团队和流程，然后在见习期间应用这些系统改进概念。学生们一致认为，CMC 以及他们与教练的关系是他们医学教育中最具影响力的经历之一。在项目进行几年来，学生们在本地、地区和国家专业学会会议上展示了他们的卫生系统改进项目成果，并将其作为住院医师申请的部分资料和同行评议的稿件。

医疗保健系统的增值：CMC 项目示例和成果

2016—2020 年，共有 617 名学生参与

表 8.1　入选 UCSF 临床微观系统见习学生项目（2016—2020 年）

种类	微观系统	项目	卫生系统	系统的增值 / 结果
质量改进 / 患者安全	医院 / 儿科育婴室	识别新生儿住院环境中的二手烟（secondhand smoke，SHS）暴露	县级系统	为所有出院患者开发了一个模板来筛查和记录 SHS 暴露
质量改进 / 患者安全	医院 /PACU（康复护理病房）	预防和改善术后恶心、呕吐	学术系统	创建康复护理病房响应设置，提供额外的止吐选项 重复止吐从 41.9% 减少到 32.1%
健康公平 / 获得照护	家庭生育中心	加强对正在处理的儿童保护服务案件中的女性产后照护	县级系统	"安全医疗协同计划"是一个多学科支持系统，针对处于儿童保护服务（CPS）下的患者，跨越产前、产时和产后期间提供全面医疗支持，以维护患者的安全和健康
健康公平 / 获得照护	门诊部	建立一个新的跨专业跨性别卫生诊所	退伍军人系统	降低了开始激素治疗的平均等待时间，从 91 天的治疗等待期减少到 14 天。为新患者开发了一个网站和就医指南。与内分泌学家、社会工作者、心理学家和初级医疗提供者合作，建立了一个新的跨性别健康诊所
高价值照护	医院 / 神经外科	开颅手术患者术后地塞米松用量的减少	学术系统	开发了一项电子健康记录（EHR）的医嘱设置，取消了地塞米松剂量的默认选项。术后地塞米松的剂量改为每日 2 次，4 mg，在 12 个月的时间内，其用量减少了 5% ~ 20%
高价值照护	医院 / 儿童服务	小儿哮喘患者沙丁胺醇戒断指南	县级系统	实施基于证据的沙丁胺醇戒断指南。在 4 个月的时间内，平均住院时间（LOS）从 2.1 天减少到 1.2 天（减少 43%）
患者经历	专业护理机构	社区生活中心的非药物性疼痛控制干预	退伍军人系统	创建了一个模板式的电子健康记录，包括推荐患者进行认知行为治疗（cognitive behavioral therapy，CBT）的选项 在 3 个月的时间里，所有中度至重度慢性疼痛患者的 CBT 提供率从 18% 增加到 80%
患者经历	肺移植诊所	大学	减轻移植后照护人员的压力，并促进健康	为照护人员提供高收益和低成本的资源，并让他们在"蓝色活页夹"中练习正念和自我照护，超过 70% 的照护人员评价为有效

框 8.3　提高在院期间质量与患者体验

项目描述——改善住院患者睡眠：减少夜间用药

睡眠剥夺（sleep deprivation）是医院常见的现象，可导致高死亡率、高发病率、愈合受损和谵妄。"梦之队"确定了一些导致夜间睡眠促进生命体征（仅在白天测量的生命体征）患者的睡眠中断增加的因素。平均来说，每晚要服用 2 种药物，从而打乱了最佳睡眠时间。对乙酰氨基酚占这些药物的 11%。干预措施包括一项宣教活动，以重新安排药物处方时间，并将对乙酰氨基酚的电子处方默认为每 8 小时一次（而不是每 6 小时一次）。

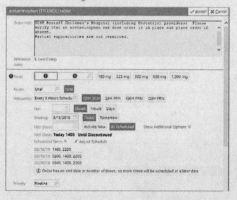

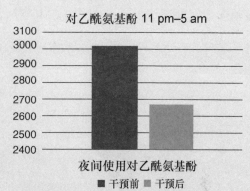

- 团队成功启动了对乙酰氨基酚的电子处方默认设置
- 夜间（晚上 11 时至凌晨 5 时）使用对乙酰氨基酚在 6 个月内减少了 50%

经验教训 / 系统增值

质量改进的成功依赖于四步法：宣教、文化变革、信息变革、审查 / 反馈。

——学生团队

了 3 个卫生系统中 165 个微系统中的 218 个卫生系统改进项目。这些项目范围广泛，从解决患者安全问题（例如，减少手术部位感染）、筛查和预防（例如，提高疫苗接种率）的干预措施，到解决患者的经历问题（例如，改进艾滋病病毒暴露前预防的教育），再到促进保健公平（例如，改善高危人群的产后照护）。表 8.1 显示了 2016—2020 年完成和正在进行的一些项目，图 8.3 包括 CMC A3 模板的示例。

框 8.1 ～框 8.4 突出显示了四个学生项目，展示了学生们解决的问题的多样性，以及学生们对他们经历的反馈。在这些例子中，学生们定期参与系统改进活动，直接与跨专业团队和他们的教练合作。每个学生团队都有

团队和个人的角色和责任，并以不同的方式为系统增值，最终导致了系统的改变。

所需资源

加利福尼亚大学旧金山分校桥梁课程的设计阶段始于 2012 年，旨在培养"协作型专家医生"，在跨专业系统中提供安全、高质量和公平的照护。2013 年，加利福尼亚大学旧金山分校医学院从美国医学会获得了 100 万美元的资助，用于"通往高质量医疗保健课程的桥梁"提案，以支持医学院课程的改革。由加利福尼亚大学旧金山分校医学院分管教学的副院长 Catherine Lucey 医学博士主导了医学院课程的重新设计，其中包括

在院长、主任和医学教育之间建立新的资助架构，以支持核心教育工作人员和教师。"我们致力于设计这门课程，以便我们的学生从进入医学院的那一刻起，就准备好为他们即将所在学习的临床教学基地增加价值"[15]。加利福尼亚大学旧金山分校医学院的领导层，包括所有院长都参与了开发和实施的各个方面，从策划会到工作组到课程，再到招聘教师作为医师教练的所有工作。CMC 对

卫生系统改进课程的目标和目的是建立在最初的呼吁基础上的，即改变对未来医生的医学教育方式[16]。

由 CMC 课程负责人（$n = 8$）开发，由一组全职医学教育人员（$n = 6$）实施，并由医师教练（$n = 50$）每周 1 天向学生传授。还有多个额外的教育和临床团队支持课程和辅导计划。学校医学院院长和所有科室主任都投入了资金，这项集中式高强度教学基金

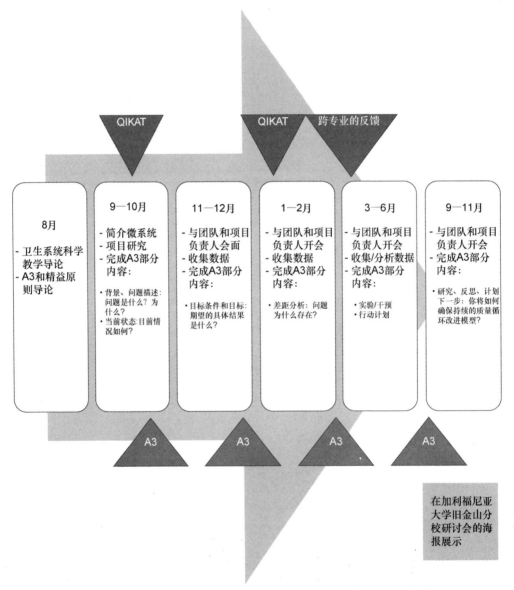

图 8.4　加利福尼亚大学旧金山分校医学院临床微观系统见习卫生系统改进课程和评价时间表　PDSA（plan-do-study-act），质量循环改进模型；QIKAT（quality improvement knowledge application tool），质量改进知识应用工具

框 8.4　专业护理机构在传染病暴发期间的警报

项目描述：为专业护理机构制定感染控制方案

在前几年，一家专业的护理机构经历了几次传染病暴发，包括诸如病毒、流感病毒和鼻病毒感染。在每个实例中，各系统之间沟通不畅导致了传染病控制措施的延迟。该项目的重点是明确一个方案，以通知医护人员，并及时应对已确认或潜在的传染病暴发。该小组与感染控制、环境管理服务、营养师、医生和护理管理人员合作，教育和宣传该方案，包括报告系统和下一步措施。

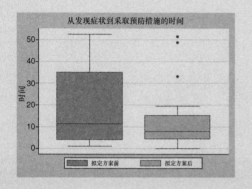

- 该方案将传染病暴发期间从首次发现症状到开始采取预防措施的平均反应时间缩短了 **31%**，从 **20.1** 小时缩短至 **13.8** 小时

经验教训 / 系统增值

我们意识到知晓预防传染病暴发的不同利益相关者的重要性，特别是传统上不被视为照护小组成员的利益相关者，如清洁人员和食品服务人员。我们还学习到多种不同的沟通方式（电子邮件、电话、图表等），以及认识到每个利益相关者首选沟通方式的重要性。

——学生团队

由教育主任管理。院长和主任们对这项投资持积极态度，因为他们认为这样做能够从各个科室的教师中获得支持，将共同致力于支持医学教育工作者和医学教育使命，并且具备改善当今卫生系统的愿景，同时使正在接受培训的医生掌握未来患者照护所需的技能。

医师教练的选拔是基于他们作为临床教育者的优秀经验、与医学生合作的兴趣以及在其微系统中改善照护的动机。在 CMC 课程开始之前，超过 75% 的教练在 HSS 方面没有任何培训、经验或专业知识。这一差距突出了教师发展计划的必要性，该计划为作为卫生系统改进教育者的教练提供纵向和持续的经验，并支持他们的专业发展。

实施历史和采取的策略

2016 年 UCSF 桥梁课程启动前，课程负责人进行了多轮设计和试点。从 2012 年开始，3 个卫生系统机构的医学教育和临床医学的领导者聚集在一起，阐明了让学生参与卫生系统科学（HSS）的愿景。从 2013 年开始，先前版本的预见习临床技能课程开始构建作为新卫生系统课程基础的建设模块。2014 年，3 个不同的微系统（风湿病学、心脏病学和医院医学①）的医师教练与 10 名医学生进行了一个为期 2 个月的早期体验式卫生系统课程试点。这门选修课为随后的桥梁卫生系统改进课程确定了以下最佳实

---

① 医院医学（hospital medicine）是一门专门研究患者住院后诊断、治疗和康复的学科。从事医院医学专业的医生称为医院医生（hospitalist），该名词首次见于由 Robert Watcher 和 Lee Goldman 1996 年发表于《新英格兰医学杂志》的文章。医院医生和传统的医生不一样，他们不在门诊接诊，专职负责住院患者的医疗和管理。——译者注

践：①提供指导和专业知识的长期医师教练；②选择对卫生系统领导有意义和支持的项目；③学生到跨专业团队学习的机会；④医师教练和学生同时进行的 HSS 课程，与卫生系统实践保持一致。CMC 于 2016 年成功启动，并根据实时评估数据每年不断发展。

可行性和可持续性的关键建议

最近的文献描述了将学生纳入增值角色的 6 个主要主题：教育价值；微系统的增值；导师时间与微系统能力；学生参与度；学生、微系统和学校之间的关系；长期连续性[17]。在设计和启动新的低年级医学生课程的过程中，重点是体验式的卫生系统改进过程中，我们发现了可行性、有效性和可持续性的 5 个最佳实践。

第一，必须为医生教练分配资源和时间，用于讲授基于项目的卫生系统改进课程，而且必须得到医院领导层的支持。资源应包括：①为医师教练提供教学和指导时间，0.2 个全职等效时间（full-time equivalent，FTE）或 1 天 / 周，由他们的部门和部门领导支持，这段时间内医师教练不再参加临床活动；②教师发展，确保教练融入课程内容和授课方式；③在医学院的所有教学周内，预见习课程中有专门的时间用于卫生系统改进（每周 1 天）。

第二，成功的另一个关键是将长期的卫生系统改进课程纳入更大的课程和评价框架中。学生们可以在学校教学安排上看到这一必修课程，与临床技能和基础科学课程整合在一起。对学生的评价（即 QIKAT、A3 和跨专业反馈）是通过整合课程的要求之一，如基础科学考试。这一要求有助于将卫生系统改善的重要性和价值作为学生教育经历的核心部分。

第三，建立医学院校与附属卫生系统之间的合作伙伴关系的重要性不言而喻。这种伙伴关系是双向的，双方都从中受益。当学生真正参与到卫生系统改进活动中，并在一段时间内能够观察到他们努力的影响和结果时，就会有一种主人翁感和对工作的赋权感。

第四，课程负责人和教练需要在持续改进的背景下进行大量有计划的、早期的、稳定的规划，才能将学生成功地纳入卫生系统改进活动中。教练和课程负责人需要定期开会制定学生项目，与卫生系统领导人会面以调整优先事项，选择有意义的问题，确定数据来源，并组建一个跨专业团队。这些努力都需要时间和专业知识。

教师之声

与 CMC 中的学生一起工作是我在加利福尼亚大学旧金山分校职业生涯中的一大亮点。作为一名教育工作者，我认为医学院投入时间和资源，邀请学生进入我在初级医疗保健领域的临床世界，看到我们如何为患者提供照护，并从中参与质量改进项目，这既令人难以置信，也非常重要。作为一名临床医生，我喜欢与 CMC 中的学生合作，这也让我与本部门的临床和质量改进领导者合作，以便积极影响患者照护质量。无论是与学生合作改善慢性阿片类药物患者的纳洛酮联合处方率、减少 65 岁以上患者的多药治疗，还是改善英语沟通能力不佳患者的高级照护计划文档记录，我相信我们的成功有几个关键因素。首先，学生们充满了积极性，渴望他们的工作产生影响。他们不仅仅是学习质量改进的方法，而是将其应用于他们早期接触到的微系统和患者群体中。其次，CMC 是一个为期 18 个月的体验。这种长期性确实让学生有时间沉浸在微系统中，审慎地进行需求评估，开展差距分析，采用干预措施，并评估该干预措施的影响。最后，CMC 提供了丰富的教师培训资源。从最初的规划会议和定期检查，到有关 HSS 主题的教师发展，该计划使我们有信心运用自己的技能，并成功地引导学生完成他们的项目。通过我在 CMC 中的角色，我觉得自己与学生和同事建立了不可思议的关系，与此同时也提升了自己在 HSS 方面的技能水平。

——Leslie Sheu，医学博士
医学系普通内科
医学生教练

学生之声

　　我的项目重点是降低医院中谵妄的发生率。我与我的质量改进伙伴一起，帮助创建了一个可行的谵妄预防审核工具，护士可以快速执行。我们项目的影响主要集中在为医院工作人员提供一个易于使用、可靠和高效的审核工具，可用于跟踪医院谵妄预防措施的实施情况。我了解到，卫生系统科学允许临床生态系统中工作的每个人，都可以提出改进患者照护或提供者体验的建议，以改善患者照护或提供建议者的体验。作为一名学生，我有足够的时间来确定实施变更的障碍，从而能够进行完整的分析。

　　质量改进工作对医学生来说是必不可少的，因为它教给学生一种基于实证解决问题的方法，学生可以在所有医疗机构和患者群体中实施这种方法。在美国，我们的患者正面临着与公共卫生和卫生保健系统相关的许多障碍。作为一名三年级的医学生，通过学习如何将问题作为系统的一部分来解决，我可以帮助患者改变他们自己生活中的系统，以改善他们自己的健康状况。

——Christopher Johnson
三年级医学生

　　第五，举办高知名度的活动庆祝成功，对卫生系统改善的可持续性也非常重要。质量改进的一个关键领域是沟通和传播——除非将工作分享出去，否则系统不会知道正在进行的工作。所有学生都通过在海报研讨会上展示他们的项目成果，向医疗卫生系统包括向医学教育院长和医疗卫生系统的领导者展示他们的价值。每年有 4 个学生团体会被邀请参加一个高知名度的活动，向所有医学院院长和来自加利福尼亚大学旧金山分校及其附属医疗站点的领导，包括首席运营官、首席质量官和首席医疗官分享更多项目成果细节。

结论

　　经过多年的规划、资源投入和持续改进的精神，加利福尼亚大学旧金山分校的经验表明，即使是低年级的医学生也可以在卫生系统改善中发挥有意义的、长期的、增值

的作用。为教师提供资金支持，将改善卫生系统整合为核心课程，加强医学院与卫生系统领导者之间的伙伴关系，有意识地早期规划以及对项目成果的及时庆祝是可行性和成功的关键。未来的方向包括进一步研究项目的长期可持续性，并从卫生系统的角度明确价值的定义，且更加注重改善亟待解决的差距，例如卫生公平和不平等等。

参考文献

1. Irby DM, Cooke M, O'Brien BC. Calls for reform of medical education by the Carnegie Foundation for the Advancement of Teaching: 1910 and 2010. *Acad Med*. 2010;85(2):220–227. https://doi.org/10.1097/ACM.0b013e3181c88449.

2. Gonzalo JD, Lucey C, Wolpaw T, Chang A. Value-added clinical systems learning roles for medical students that transform education and health: a guide for building partnerships between medical schools and health systems. *Acad Med*. 2017;92:602–607. https://doi.org/10.1097/ACM.0000000000001346.

3. Grumbach K, Lucey CR, Claiborne Johnston S. Transforming from centers of learning to learning health systems: the challenge for academic health centers. *JAMA*. 2014;311(11):1109–1110. https://doi.org/10.1001/jama.2014.705.

4. Bergh AM, Bac M, Hugo J, Sandars J. "Making a difference"—Medical students' opportunities for transformational change in health care and learning through quality improvement projects. *BMC Med Educ*. 2016;11(16):171. https://doi.org/10.1186/s12909-016-0694-1.

5. Lave J, Wenger E. *Situated Learning: Legitimate Peripheral Participation*. Cambridge, MA: Cambridge University Press; 1991.

6. Cruess RL, Cruess SR, Steinert Y. Medicine as a community of practice: implications for medical education. *Acad Med*. 2018;93:185–191. https://doi.org/10.1097/ACM.0000000000001826.

7. Dornan T, Boshuizen H, King N, Sherpbier A. Experience-based learning: a model linking processes and outcomes of medical students' workplace learning. *Med Educ*. 2007;41(1):84–91. https://doi.org/10.1111/j.1365-2929.2006.02652.x.

8. Dornan T. Workplace learning. *Perspect Med Educ*. 2012;1(1):15–23. https://doi.org/10.1007/s40037-012-0005-4.

9. Gonzalo JD, Ogrinc G. Health systems science: the "broccoli" of undergraduate medical education. *Acad Med*. 2019;94:1425–1432. https://doi.org/10.1097/ACM.0000000000002815.

10. Burnett E, Davey P, Gray N, Tully V, Breckenridge J. Medical students as agents of change: a qualitative exploratory study. *BMJ Open Qual*. 2018;7:e000420. https://doi.org/10.1136/bmjoq-2018-000420.

11. UCSF School of Medicine. Bridges Curriculum. https://meded.ucsf.edu/bridges-curriculum. Accessed 16.12.20.

12. Jimmerson C. *A3 Problem Solving for Healthcare: A Practical Method for Eliminating Waste*. New York, NY: Productivity Press; 2007.

13. Chakravorty SS. Process improvement: using Toyota's A3 reports. *Qual Manag J.* 2009;16(4):7–26. https://doi.org/10.1080/10686967.2009.11918247.

14. Singh MK, Ogrinc G, Cox KR, et al. The Quality Improvement Knowledge Application Tool Revised (QIKAT-R). *Acad Med.* 2014;89(10):1386–1391. https://doi.org/10.1097/ACM.0000000000000456.

15. Norris, J. AMA Awards $1M to UCSF to Transform Physician Training. UCSF website. https://www.ucsf.edu/news/2013/06/106731/ama-awards-1m-ucsf-transform-physician-training. Accessed 16.12.20.

16. American Medical Association *Creating a Community of Innovation.* Chicago, IL: American Medical Association; 2017. https://www.ama-assn.org/sites/ama-assn.org/files/corp/media-browser/public/about-ama/ace-monograph-interactive_0.pdf. Accessed 16.12.20.

17. Gonzalo JD, Graaf D, Ahluwalia A, Wolpaw DR, Thompson BM. A practical guide for implementing and maintaining value-added clinical systems learning roles for medical students using a diffusion of innovations framework. *Adv Health Sci Educ Theory Pract.* 2018;23(4):699–720. https://doi.org/10.1007/s10459-018-9822-5.

第 9 章

计划－执行－研究－行动：
范德比尔特大学医学院

Heather A. Ridinger，Jennifer K. Green，Anderson Spickard III

学习目标

1. 描述范德比尔特大学医学院提高教学质量的方法。
2. 概述医疗卫生服务基础质量改进课程的关键结果指标。
3. 列出经验教训以及具有可行性和可持续性的关键建议。

提纲

本章提要

在这一章，我们总结了范德比尔特大学医学院为所有三年级医学生在教学和实施个人或成对质量改进（quality improvement，QI）项目中采用的方法。我们高度重视课程设计、实施策略、所需资源和关键经验教训。质量改进（QI）是四年制纵向课程医疗卫生服务基础（FHD）的一部分，该课程向所有年级的学生讲授卫生系统科学的核心内容。质量改进（QI）项目是在学生自己选择的临床环境中开展的。每个月提供3门QI课程；学生有15个月的时间来完成这3门课程，同时要满足其他临床要求。质量改进（QI）课程由两名具有QI专业知识的教学模块主管负责，并由3名医疗卫生服务基础（FHD）课程的主管监督。此外，每个学生项目都有一名教学项目发起人协助，该发起人是课程的利益相关者，负责协助学生访问数据和实施变更。学生项目通常范围较小，旨在优先考虑学生学习，而不是满足学习质量改进（QI）的需求。在此，我们总结了课程自 2014 年开设以来的发现，并提供了对过去 2 个学年内完成的质量改进（QI）项目的详细分析。

我们的结论是质量改进（QI）教学以及对执行质量改进（QI）项目的支持和责任可以帮助学生成为变革推动者，并对他们工作和学习的临床微系统进行微小但重要和有影响力的调整。

引言

为了响应提高医学毕业生质量、加强其安全培训的呼吁，范德比尔特大学医学院进行了一项需求评估。教师们认为传统的培训模式越来越不能满足 21 世纪动态医疗卫生系统的需求[1]。本着这一目标，范德比尔特大学从 2012 年开始进行了名为"课程 2.0"的课程改革。学校领导设想了一种将卫生系统科学（HSS）[2-4]作为综合学习系统关键组成部分的课程。为此，我们设计了医疗卫生服务基础（foundations of healthcare delivery，FHD）课程作为必修的纵向四年课程，旨在向学生传授卫生系统科学（HSS）的广度，同时将这些科学与临床照护相结合。我们围绕美国国家医学院优质医疗卫生目标的概念框架构思了 FHD：安全、及时、有效、高效、公平和以患者为中心[5-7]。纵向 FHD 课程的总体目标是：①使专业人员具备提供安全、及时、有效、高效、公平和以患者为中心的照护所必需的系统水平技能；②将卫生系统知识与临床照护相结合；③培养尊重他人的专业人才。

FHD 的课程内容和结构在每年的医学培训中都有所不同。医学生从第一年开始进入单连续性临床微系统[8]，在第一年期间每周抽出一个下午的时间去诊所学习跨专业临床团队和患者群体的结构和功能。学生还学习安全用药原则、健康的社会决定因素和行为健康变化。学生在这种连续性的临床微系统中逐渐深入学习技能，以便在随后的几年中在中观系统和宏观系统中提供有效的照护。进行核心临床实习的二年级学生学习与医院的中观系统相关的关键技能，包括患者安全事故报告、照护过渡、照护设置、高价值照护、宣传和临床信息学/健康信息技术。在沉浸阶段（第 3～4 年），FHD 内容涉及宏观系统和系统改进：质量改进（QI）、患者安全风险识别和事件分析、人口和公共卫生、跨专业教育以及医疗卫生经济学和政策。

范德比尔特大学医学院医疗卫生服务基础质量改进课程概述

课程设计

FHD QI 课程在医学院的第三年教授。与其他所有 FHD 课程一样，QI 课程侧重于基于工作场所的体验式学习[9]，使学生能够在他们选择的临床环境中计划和实施 QI 项目。本课程教学法使用医疗保健改进协会（Institute for Healthcare Improvement，IHI）的改进模型作为概念框架[10-11]，鼓励学生在临床环境中与利益相关者接触。本课程的目标是帮助学生理解和体验改进的过程，学生的教育机会和自主权优先于对过程结果的期望或满足学校 QI 需求。课程积极鼓励学生在临床环境中寻找对他们有意义的可管理的小项目。这些项目通常与学生未来的职业兴趣一致，因此项目通常范围很小，由个人或成对的学生完成。通过这种方式，学生承担了变革推动者的角色。通过围绕学生的需求而不是学校或临床环境来设计课程，学生不仅可以灵活地找到对他们有意义的项目，而且可以对项目的计划、执行和结果进行最佳控制。

课程安排

FHD 的首届课程开始于 2012 年；在 2014—2015 学年为三年级学生实施了第一个 QI 课程。QI 课程包括 3 个连续的为期 1 个月的课程：QI 1 ～ QI 3 由 2 位教学模块主管教授、3 位 FHD 课程主管监督。QI 课程设计为按顺序进行（尽管不一定是连续几个月），每门课程引导学生逐步完成他们的 QI 项目。3 门课程中的每一门都大约有 20 小时的课程作业。这种形式涉及异步学习，其中学生在 IHI 开放学校平台上复习课程阅读材料并完成特定模块，与教师举行面对面的课程会议，学生同时参与 QI 课程和临床或选择性轮转。在他们参与 QI 课程的几个月里，学生有周二下午的固定时间来完成 FHD 的要求。学生必须在 15 个月内（从第三年的 9 月到第四年的 11 月）完成 3 门 QI 课程中的 1 门。这 3 门课程每个月都开设，每门课程最多可有 20 名学生参与。图

9.1 描述了一个学生课程时间表示例，其中，FHD QI 课程与第三年的沉浸研究课程同时安排。

每个学生选择一个临床微系统和附属的教学项目发起人，他们在计划和实施 QI 项目的过程中帮助学生。项目发起人通常是在临床工作的临床医生，同时也是微系统专家和学生支持者。教学发起人参加 QI 计划没有报酬，但可以提交他们参加第 4 部分认证维持（MOC）学分的时间作为奖励。教学模块负责人因其在 QI 课程中的工作而获得工资支持。模块负责人拥有 QI 的专业知识，他们的职责包括课程引导和指导，对学生主导的项目提供反馈以及给出期末成绩。所有学生完成一张描述他们项目的电子海报并在课堂上向同伴展示他们完成的项目。此外，感兴趣的学生可以提交他们的海报，以便在范德比尔特大学医学院第 4 年举行的年度 QI 研讨会上展示。

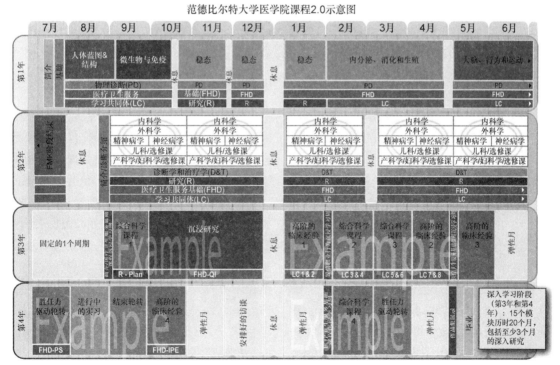

图 9.1　范德比尔特大学医学院学生课程表示例

学习目标

　　FHD QI 课程的学习目标旨在帮助学生规划和执行他们的 QI 项目，包括：

　　1. 理解医疗卫生工作中 QI 和患者安全的必要性，认识到这需要在深思熟虑、组织化和结构化的框架内进行，使用 IHI 改进模型系统地实施变革。

　　2. 利用 QI 方法确定基于系统的流程中导致低效、浪费、偏移、无效照护和（或）不公平照护的差距和（或）偏差。

　　3. 在开始和实施 QI 项目时，认识到需要多学科团队和合适的利益相关方。

　　4. 区分 QI 和研究方法。

　　5. 基于在临床问题评价阶段获得的定性数据创建并实施测量计划，并确定计划的可行性。

　　6. 基于对临床问题的定性和定量分析，创建一个"SMART"（具体的、可测量的、可实现的、相关的、有时限的）目标陈述。

　　7. 使用 IHI 改进模型设计一个基于系统的计划来解决已确定的临床问题。

　　8. 总结 QI 项目的发现并反思实施、维持和传播变革的方法。

　　9. 理解使用运行图的方法和价值，以加强对测试的变化是否导致改进的理解。

　　10. 描述实施变化的文化障碍、激励医疗卫生服务者成为变革推动者的策略以及将变革推广到其他临床环境时需要考虑的因素。

学习者评价方法

　　这三门 QI 课程采用优异 / 高分 / 及格 / 不及格评分系统进行评分。范德比尔特大学医学院施行基于胜任力的医学教育计划[10]，因此所有学生都以基于标准的方法进行评价。所有符合优异标准的学生都会得到分数。课程成绩由知识评价和与项目相关的作业组成。学生的知识通过课程教师制作的期末多选题工具进行评价，该工具来源于 IHI 模块中涵盖的 QI 概念。QI 项目被分解成独立的作业，以帮助学生在项目中取得进步。每项作业都建立了可供学生使用的评分标准，作为学生分数的依据。教学模块负责人的形成性定性反馈通过整合到项目的后续步骤中来帮助指导学生。

评估程序

　　项目评估采用全面系统的方法来确定项目的有效性并确定需要改进的领域[12]。柯克帕特里克的四级项目评估模型为各种结果的理解和分类提供了一个框架[13]。在这个模型中，每个层次都将项目的结果归类至衡量项目对学习者和社会总体影响的越来越复杂的标准之中。这些层次被描述为：①学习者对项目的满意度或反应；②学习的衡量标准；③学习者行为的变化；④项目对学校或共同体的影响。我们使用可用的程序性评估数据描述 QI 课程的结果，试图符合柯克帕特里克框架的每个层次。可用数据包括课程评估（学生影响）、QI 项目分析（学习措施）和教师反馈（对学校和患者照护的影响）。

课程评估

　　学生在完成 QI 系列课程后进行课程的匿名评估，用于项目评估和持续改进。课程评估由评估办公室以在线方式管理，并由课程主管、管理人员和常设评估委员会（包括一名学生课程评审员）进行评审。在这里，我们回顾了 2017—2018 学年和 2018—2019 学年的课程评估数据。

　　总的来说，学生们重视学习 QI 的过程，但在学习方式上有所不同。与从教学中学习内容相比，大多数学生更喜欢通过参与实践项目来学习 QI，少数学生更喜欢在医疗中心简单地观察 QI 项目。

　　学生们表示他们在课程期间有足够的时

间投入他们的 QI 项目中。他们都很高兴有机会在自己选择的临床环境中与教师一起工作，并且很感激能够独立地寻找与他们的兴趣或职业目标一致的项目。通过用最少的课堂时间来组织课程，学生们开始注意他们的时间安排需求，倾向于用独立的固定时间来做项目。在一个项目中，两人一组工作的学生（29% 的项目）支持这一观点。一些学生发现很难在 3 个月的时间内完成一个 QI 项目，指出他们感到有压力或被迫在一个似乎不自然的时间表内完成一个项目。同样，学生们注意到当项目发生意外变化，要求他们调整项目或与教师或利益相关者重新组合时，任务期限需要有灵活性。

课程评估数据显示，知识评价似乎与阅读材料和模块中提供的信息不一致。一名学生表示需要确保评价"不测试 IHI 模块的模糊细节，而是评价对相关主题的真正理解"。经过调整，在接下来的学年（2018—2019 年）有所改善。学生们发现 IHI 的教学法很有用。

一致认为最需要改进的领域是实现经常和及时的教师反馈，以便快速改进学生的项目。在这两个学年中，只有 50% 的学生报告说收到了对他们项目进展至关重要的形成性中期反馈。许多学生报告说，建立联盟和获得利益相关者的支持对他们来说是最具挑战性的部分之一，这往往导致干预失败或难以持续。少数学生（13%）认为 QI 对他们的教育或未来职业生涯没有价值；一名学生表示学生 QI 项目旨在帮助医疗中心，而不是促进学生的教育。

在即将毕业的学生中，63% 的人报告说他们在一次或多次住院医师面试中被问到或谈到了他们的 QI 项目。超过一半的学生"同意"或"非常同意"他们完成的 QI 项目提高了他们在住院医师申请过程中的竞争力。当学生认为他们的项目是成功或高质量的时，这一点尤其明显。大多数学生（85%）报告说他们"可能"或"非常可能"

在未来的职业生涯中使用在课程中学到的技能。学习 QI 的过程是课程中最有价值的部分。虽然一些学生报告他们的 QI 项目"不起作用"，但其他学生则表示他们现在能够评估项目的当前状态并加以改进。当被问及完成 QI 项目教会了他们什么时，一名学生说："我可以成为改善卫生系统的变革推动者。"

总体而言，课程评估数据表明大多数的学生重视学习 QI 的过程，并且大多数人更喜欢主动学习方法，即在他们选择的临床领域完成学生驱动的 QI 项目。教师经常而及时的反馈是学生成功和满意的关键驱动力。如果项目被认为是成功的，学生更有可能认识到 QI 学习过程对其住院医师申请和未来职业的价值。

学生驱动的质量改进项目分析

自 2014—2019 年课程开设以来，学生已在各种临床场所完成了 187 个学生主导的 QI 项目，包括医疗中心、社区和学生主导的免费诊所。我们分析了过去两个学年（2017—2018 年和 2018—2019 年，$n = 95$）完成的学生 QI 项目海报。61 个项目（64%）在门诊环境中，33 个项目（35%）在住院环境中，1 个项目既是住院环境又是门诊环境。17 个 QI 项目（18%）是在范德比尔特的学生遮荫树诊所完成的；10 个（11%）在其他初级保健机构；14 个（15%）在外科专科环境中；7 个（7%）在急诊科；6 个（6%）在重症监护室。

表 9.1 描述了学生主导的 QI 项目的结果。这些项目根据其目标或干预分为四种类型：患者教育、医务人员教育、系统重新设计和患者照护。为了确定这些项目的相对影响，两位学院专家独立地使用 4 分制对每个项目进行评分，包括 2 分的结果［未达到目标（0 分）、部分达到目标（1 分）或完全达到目标（2 分）］和 2 分的影响［几乎没有影响（0 分）、部分影响（1 分）、有意义的

表 9.1 2017—2019 年学生驱动的 QI 项目分析				
项目类型和定义	项目数量	平均结果分数	平均影响分数	平均总分
患者教育： 旨在为患者或患者家属 / 照护者提供教育的项目；没有衡量对照护的影响	18	1.22（0.75）	0.64（0.38）	1.81（0.94）
医务人员教育： 旨在向提供者提供教育的项目；没有衡量对照护的影响	12	1.33（0.75）	0.71（0.04）	2.04（0.94）
系统重新设计： 旨在改善就诊流程、及时性、简化现有程序或流程的项目	35	1.10（0.75）	1.00（0.59）	2.06（1.17）
患者照护： 旨在改善患者照护的项目，包括缩小质量差距和遵守现有质量准则	30	1.12（0.76）	0.88（0.57）	1.95（1.21）
总计	**95**	**1.16（0.74）**	**0.86（0.54）**	**1.97（1.10）**

影响（2 分）〕。样本量小的项目、不测量行为或学习保持的教育干预以及不改变系统流程或结果的干预被分配了较低的影响分数。相比之下，被给予较高影响分数的项目证明了系统过程和结果的可测量的改进，尤其是当变化是可持续时。表 9.1 显示了两位评价者的平均得分（评分者间信度为 0.76）。

通过对 QI 项目的总体分析，我们得出的结论是学生项目通常规模较小，因此部分结果具有适度的可变性。选择系统重新设计和患者照护项目的学生倾向于产生更有意义或更可持续的变化，正如更高的影响分数所证明的那样。与其他类型相比，患者教育项目的平均影响得分较低，部分原因可能是学生在项目结束时没有收集结果测量或计划干预的可持续性。虽然系统重新设计和患者照护项目的结果得分较低（即更雄心勃勃的项目更难实现目标），但这些项目具有更大的潜在持久影响。一些学生项目上升到可持续和有意义的变化的水平。表 9.2 中凸显了每种类型项目的示例（并在获得许可的情况下共享）。

虽然学术研究不包括在课程目标中，但一部分学生将他们的 QI 项目作为学术文章的催化剂。学生们在地区和国家会议上展示了他们的 QI 结果，其中一些发表在同行评议期刊上。

教学项目支持者调查

我们邀请过去两个学年（2017—2018 年和 2018—2019 年，$n = 53$）的教学项目支持者参与在线匿名的 7 题调查，了解他们作为支持者的体验，有 22 名教师答复（答复率为 41.5%）。结果显示，81% 的支持者在承担 QI 之前对 QI 有些或非常满意。作为学生 QI 项目的支持者，他们的 QI 技能水平没有显著变化。大多数支持者（72%）在 3 个月的时间里平均花费 21 ～ 40 小时指导学生，而其他人花费超过 40 小时。没有人花费少于 20 小时。总体而言，95% 接受调查的教师会推荐同事成为支持者。当被问及学生 QI 项目对患者照护或临床流程的影响时，全体教师一致认为学生驱动的 QI 项目以微小的方式改善了患者照护或流程。

机构、社区和患者照护影响的证据

诚然，像我们这样以学生学习为主要目标的项目并不渴望同时对机构或社区产生重大影响。项目的性质是小规模和学生管理，这不可避免地导致大多数项目对机构或社区的影响微乎其微。我们认识到该计划的目的不是为了将机构、社区或患者照护的需求与学生 QI 项目结合起来，因此，更大或更长期的影响是微不足道的，也更难衡量，更不

表 9.2　学生主导的质量改进项目示例	
患者教育示例 项目名称：术前教育减少鼻窦手术术后回访 临床地点：耳鼻喉科	问题陈述：围手术期教育在患者的结果和满意度中起着重要的作用。两项研究着眼于结直肠手术的围手术期咨询，发现患者教育可以缩短患者住院时间 目标声明：我们的目标是到 2019 年 4 月底，将范德比尔特大学医学中心（VUMC）耳鼻喉科诊所的鼻窦内镜术术后 2 周平均回访率从 0.56 降至 0.45，降低至少 20% 干预：对于计划 - 执行 - 研究 - 行动（PDSA）周期 1，我们利用术前电话脚本联系在 VUMC 接受鼻窦内镜术的患者，时间为手术前 5～10 天。根据我们的帕累托图，该脚本关注术后期间经常被问到的话题。记录已完成呼叫的数量和在这些呼叫上花费的时间。然后我们随访这些患者并记录 2 周内的术后电话次数。对于 PDSA-2，我们回顾了术后电话的主题，修改了我们的脚本以更充分地解决这些主题，并缩短了脚本以方便患者理解 结果：我们的数据显示，在我们的两个 PSDA 周期中实现了 0.45 的平均术后回访率。我们完成了对 20 名患者的术前电话随访，每周联系 1～5 名患者。我们成功地实现了将平均术后回访率降低 20% 的目标
医务人员教育示例 项目名称：降低放射医嘱错误率——一个质量改进项目 临床地点：骨科门诊	问题陈述：肌肉骨骼系统的放射影像学对骨科手术至关重要。放射学中的误差（即偏侧误差、不正确的视图）会导致过度的辐射暴露、诊断延迟、不必要的外科手术干预以及其他并发症 目标声明：到 2018 年 10 月底，我们将通过专注于改善偏侧（laterality）误差，将范德比尔特门诊骨科门诊的放射医嘱错误率从平均每个月 11.2 次减少到每个月 7 次或更少 干预：在整个诊所（例如，在工作站、计算机附近）创建了一个文档，提醒护士在开具放射医嘱时检查偏侧 结果：在第一个 PDSA 周期后，每月医嘱错误的比率从 11.2% 下降到 6.3%，并且从 2018 年 4 月到 2018 年 9 月运行图发生了改变
系统重新设计示例 项目名称：范德比尔特儿童医院导管室效率倡议 临床地点：范德比尔特儿童医院（VCH）导管室	问题陈述：手术室（OR）效率低下是学术医疗中心的一个问题，在团队培训或领导层变更后，大多数提高 OR 效率的举措都没有显示出持续的效果 目标声明：到 2019 年 7 月（1 年），将 VCH 儿科导管插入术病例之间的总时间减少 10%（44 分钟→39.6 分钟） 干预：开始改善人员配备，包括将护士轮班时间从 8 小时增加到 10 小时，设立执业护士（NP）来协助麻醉后监护病房（PACU）的出院，使用研究人员来输入数据，并改善导管插入术的时间安排 结果：周转时间（TAT）和第一个案例开始时间（FCS）都提高了至少 10%，这可能反映了团队问题意识和沟通的提高以及人员配备和技术的改进。由于他们的改进努力，VCH 导管室也获得了第三个房间
患者照护示例 项目名称：在临床稳定的泌尿外科住院患者中停止经验性使用万古霉素 临床地点：泌尿外科住院患者	问题陈述：当怀疑感染时，万古霉素和哌拉西林钠 / 他唑巴坦钠 / 葡萄糖静脉注射液是医院中常用的经验性抗生素。然而，随着万古霉素使用剂量的增加和持续时间的延长，肾毒性的风险增加。此外，万古霉素和哌拉西林钠 / 他唑巴坦钠 / 葡萄糖静脉注射液的组合增加了急性肾损伤的风险 目标声明：我们的目标是在 2019 年 4 月前把临床状况稳定的泌尿科患者的经验性万古霉素使用率降低 50%——从目前基线的 1000 住院日中有 191 天的使用率降低至平均 95 天 干预：PDSA 第 1 周期包括制定万古霉素非执行方案，在大查房时向泌尿科提交该循证方案并在工作区展示该方案。PDSA 第 2 周期包括通过发送每月进展更新以及电子邮件提醒协议，以及创建每月进展的可视化辅助工具与部门共享，来鼓励使用协议 结果：本项目的目的是减少临床稳定的外科住院患者经验性万古霉素的不适当使用。我们实现了将万古霉素治疗天数减少 50% 的目标，并能够将 1000 住院日中有 191 天的使用减少至 29 天，降低了 85%

用说确定因果关系了。

然而，一些学生选择在范德比尔特大学学生经营的免费诊所完成他们的项目，该诊所名为遮荫树诊所（Shade Tree Clinic）。学生通常倾向于这种选择，因为这是一种熟悉的临床情境，并且他们可以控制环境和系统流程。在一个临床中心持续支持多个 QI 项目的影响已经形成了一种改进文化，QI 项目在这种文化中经常蓬勃发展。遮荫树诊所联合医疗主任罗伯特·米勒（Robert Miller）博士提到了学生作为变革推动者的影响：

> 大多数美国医学院都创建了由学生管理的社区诊所。医疗服务在服务和照护范围方面各不相同，但都提供学习机会，这是标准医学院课程中所没有的。在这些诊所工作的学生有机会观察医疗卫生的具体障碍。他们识别可能增强或削弱最佳照护的问题。结果是学生们拥有了他们的诊所并改善了医疗系统。我在我们机构的观察是医学生管理他们的诊所，并定期提供想法和解决方案以加强照护。他们的观点不仅有助于他们经营的诊所，而且经常被转移到他们的母体机构以改善照护。医学生代表了质量改进的巨大（未开发的）来源。

通过使用程序性评估框架，我们提出了与学习者反应和感知价值相关的有效性证据。总的来说，学生们对于能够找到对他们有意义的项目感到高兴并且喜欢两人一组一起工作。亲身体验 QI 不仅可以教授关键的系统技能，而且对学生的学习和未来的职业生涯也很有价值。对 QI 项目的分析展示了学生学习的措施，并提供了 4 种干预类型的示例：患者教育、医务人员教育、系统重新设计和患者照护。通过这些类型的 QI 干预，学生成为变革推动者，以微小但可衡量的方式为机构增加价值并改善照护服务。

所需资源

FHD QI 课程由各种教师、员工以及其他资源和机构资产支持。首先也是最重要的是，拥有强大的机构支持和领导层的认同是任何成功项目的关键组成部分，尤其是需要大量资金支持和课程时间的项目。

范德比尔特大学医学院有幸不仅与范德比尔特大学医学中心有联系，而且还与田纳西流域医疗系统的纳什维尔退伍军人事务医院有联系。这两个机构都有着悠久的历史和优良的传统，致力于培养具有 QI 技能的个人。这创造了一个支持性的氛围，其中，我们机构的许多教师熟悉 QI 方法或已经获得了 QI 方法的额外培训或认证。训练有素的师资力量使得 FHD 的课程可以很容易地利用当地的专业知识。

FHD 纵向项目是在共同课程主管的指导下进行的。他们的主要职责是全年运行整个 FHD 系列课程并为项目提供行政指导和监督。教学主管负责管理为期 1 个月的课程，包括教学、提供反馈、每周办公时间和提交课程成绩。FHD 项目管理者和协调员协助处理所有行政事务。表 9.3 总结了 FHD QI 课程所需的教师和员工工作。

除了教师和员工的努力之外，QI 课程还需要异步学习技术，包括在线学习管理系统，在该系统中提交项目相关作业以获得反馈。

学生每周有半天固定的时间（每个月 20 小时）来完成他们 QI 课程的要求。在此期间，学生可以独立完成他们的项目，或者在办公时间与模块主管交流以获得个性化的反馈和建议。由于侧重于独立作业，本课程对教室空间的要求很低；但在每周二下午保留一间教室以便与参加每门 QI 课程的学生进行面对面的交流（第 1 周和第 4 周），并在办公时间与学院模块主管进行交流（第 2 周和第 3 周）。为了应对新冠病毒感染疫情造成的时间安排变化，教师们开始提供每周

表 9.3　教师和员工的工作			
职务	人数	工作（FTE ＝全职工作）	任务
FHD 联合课程主管	3	每位教师 0.4 FTE（总计 1.2 FTE）	● 为 QI 课程提供行政和教育监督 ● 直接的课程改进工作 ● 管理学生或课程相关问题
QI 课程模块主管	2	每位教师 0.2 FTE（或相当于员工的 0.5 FTE）	● 提供 QI 专业知识 ● 每个月管理 3 门 QI 课程之一 ● 就与项目相关的作业向学生提供反馈 ● 回应学生需求 ● 每周办公时间 ● 发布最终成绩
教学项目发起人	不固定，每个学生项目 1 个	自愿	● 提供临床微系统专业知识 ● 协助学生进行项目规划和执行（即确定质量差距、收集基线数据测量、数据访问、利益相关者参与）
FHD 项目管理者	1	全职	● 领导管理团队并在管理团队之间委派任务 ● 管理课程和行政任务，包括课程改进 ● 管理 FHD 电子邮件收件箱
FHD 项目协调者	2	全职	● 学习管理系统内的课程建设和管理 ● 协助课程材料分发、教室安排、管理课程日历、其他管理需求

二下午的在线办公时间。

实施历史和采取的策略

根据学生的反馈和课程评估，我们对 FHD 的课程进行了数次迭代和修改。重要的是，我们在课程改革期间设计了 FHD QI 课程，并得到了学校明确的支持和认可。从一开始，我们学校的首要任务就是创建一门课程，让学生能够承担增值角色，包括积极参与 QI 流程。该愿景是一个计划，其中，QI 不是附加物，而是医学博士（MD）学位教育经历的一个组成部分。这一明确的说明促进了课程开发过程，并使我们能够实施一门不仅是所有学生都必修的课程，而且有目的地与其他课程相整合。在学校范围的课程改革期间开发这一纵向课程的一个优势，是它促进了关于关键课程时间和整合加入第三年课程时间表的公开协商。

在课程开发的最初阶段，另一个关键问题是哪一个课程年培养 QI 最理想。最初的想法是使用第一年的连续性诊所作为 QI 工作的理想实验室。然而经过试点后，课程主管们发现一年级学生不具备批判性评估临床实践、发现问题和有效参与 QI 工作所需的临床背景、满意度或职业认同形成。由于其他需求，第二年和第四年的课程不太理想，分别包括核心临床见习和住院医师面试 / 毕业。在我们的案例中，第三年是 QI 工作的最佳时间，因为到那时学生已经获得了必要的临床知识和背景，并且有理想的准备和动力来完成 QI 项目。

虽然 QI 是范德比尔特大学的毕业要求，但我们必须适应各种独特学生群体的需求，包括双学位学生和完成一年制课外项目（即研究）的学生。作为对这些群体的回应，我们创造了两种完成 QI 要求的替代途径。QI 高级路径（QI-AT）是一个独立的 QI 途径，面向以前有 QI 经验或正在进行项目但不需要额外导师的学生。感兴趣的学生向 FHD 课程主管提交一份 QI-AT 的初步申请，其中包括他们的项目计划，并且必须在开始之前获得批准。在最初的批准过程之后，学生们使用预先规定好的项目指南独立完成项目。一旦项目完成，学生可以申请 QI-AT 学分，此时他们将提交项目，并使用与传统 QI 课程相同的评分标准进行评分。类似的替代路径适应医学科学家培训计划中的医学博士–哲学博士（MD-PhD）双学位学生的具体需求。这些学生在研究生学习期间完成了调整后的 QI 课程，该课程将 IHI 改进模型概念与医师–科学家的严谨性和可重复性（RR）准备目标相结合。学生在 FHD 课程主管和 MSTP 的指导下完成一个基于实验室的 QI/RR 项目，通过改进他们实验室环境中的协议或流程，帮助他们获得 QI 概念方面的能力。

根据学生的反馈，我们开发了一个流程使其自动化收集有关已完成的学生 QI 项目的信息，作为项目想法的交流中心供学生仔细阅读。这份项目清单每季度更新一次，并公布在我们的内部课程网站上。该流程将寻求项目想法的学生同之前在 QI 项目中与学生合作过的临床地点或教学发起人联系起来，并确定过去的项目，这些项目有可能通过额外的改进周期得以继续。

近年来的另一个重要变化是从及格–不及格评分系统向优异 / 高分 / 及格 / 不及格评分系统的转变。通过在每门课程中使用详细的评分标准，我们从学生项目相关的作业中获得了足够的评估数据，以区分 3 个月课程中的高表现者和低表现者。进行这种转换并清楚地概述对优异项目的期望增加了项目的整体严谨性和质量。

可行性和可持续性的关键建议

我们在可行性和可持续性方面吸取了许多教训。本节列出了针对考虑类似项目但担心这种规模的项目是否可行或可推广的学校的关键建议。

1. 确保学校支持和利益相关者的认同。 在您的学校中寻找渴望在学生中支持 QI 工作的个人——您将需要他们的支持来建立一个成功的计划。希望本章为您提供一些证据来证明您的论点，即学生作为变革的推动者，可以通过与教学支持者合作来改进工作，为临床事业增加价值。

2. 仔细考虑 QI 工作在整个学位项目中的理想位置。 您需要考虑时间安排中互相冲突的需求、所需的课程时间分配以及学生对参与 QI 工作的准备情况。虽然我们已经发现在第二年的核心临床见习后的第三年开展 QI 工作是理想的，但许多学校有不同的课程结构，可能会发现学生在略有不同的时间框架内已做好准备。

3. 聘请专职教师并支付报酬来监督项目。 为教师的工作支付报酬对于提供指导学生项目的反馈非常重要。每周为学生提供的可用时间比 QI 专业知识更重要，因为感兴趣的教师可以随时获得培训资源和计划来快速学习内容。向这些人支付报酬是项目成功的关键；然而，在资源有限的情况下，可以采用一些节约成本的措施。例如考虑到全职工作时员工和教师之间的工资差异，我们成功地用一名具有 QI 专业知识的员工代替了教师并节省了一些成本。我们没有使用的另一种选择是固定的一次性付款。

4. 向学生提供充分和及时的反馈。 这一点的重要性再怎么强调都不为过。教师对学生反馈的过程与及时性是项目改进工作的关键驱动力。学生持续地渴望及时的指导和反馈，以便有效地将反馈即时纳入他们的项目。

5. 寻找自愿支持学生主导项目的教学项目支持者。 这些人不需要通过报酬来回报他们的付出；提供非金钱激励（如保持认证学分、参与奖励或证书、有助于晋升或任期的学术机会）有助于年复一年地吸引该群体。

6. 建议学生寻求可行的项目。 为学生提供一份过去项目的清单可以帮助他们了解其他人过去做过什么，并把他们与自己喜欢和渴望的导师和临床环境联系起来。引导学生到临床场所，如学生管理的诊所，在那里他们可以对过程和临床数据的访问进行最佳控制，这是促进自主性和避免变革管理中常见陷阱的有效方法。

7. 调整课程以满足您所在学校的需求和资源。 我们已经成功地对课程进行了修改，如替代途径的例子中所述。这些例子证明，采用不同的方法或更短的时间框架对大纲课程结构的调整也符合课程目标。这种调整为课程时间或课程支持有限但仍有兴趣开始 QI 课程的学校提供了模板，虽然可能无法以相同的形式进行。

8. 迈出第一步，不要忘记在您的课程中采用 QI 流程。 作为对 QI 过程感兴趣的教师，我们必须将同样的原则应用到我们作为教育者的工作中。借助快速周期反馈和课程评估数据，我们逐年迭代改进课程。这里描述的课程结构和数据是多年课程改进的结果，旨在完善课程以满足学生和学校的需求。我们不假设我们已经"做对了"，也不假设结构和进程不会再次改变。我们认真对待 QI 流程并将继续完善它。也就是说，您应该鼓起勇气，知道向前迈出的任何一步都是朝着正确方向迈出的一步，通过采用持续改进的心态，您也可以推动您的学校更接近实现学生成为变革推动者的愿景。

结论

范德比尔特大学医学院的医疗卫生服务基础（FHD）质量改进（QI）课程旨在让学生作为变革推动者参与到他们熟悉的临床学习环境中的小型变革试验中。我们的课程优先考虑教学过程和最大化学生的自主权，而不是满足学校或教师的需求。在整个 QI 课程中，学生不仅学习基本的改进概念，还被要求实施变革。总的来说，学生们享受学习 QI 原理的机会，并认为这对他们未来的职业生涯很重要。我们的经验是，课程的时间安排是一个重要的考虑因素。为了确保成功，学生需要在临床学习环境中得到导师的辅导，并得到教师及时的反馈。学生应该被引导到规模较小的项目中，最好是在他们熟悉的环境中。这允许学生访问数据源，并通常导致对改变过程的自主性增加，所有这些都增加了学习者的满意度并促进了学习。对学生主导的 QI 项目的分析表明，学生项目分为四类：患者教育、医务人员教育、系统重新设计和患者照护。虽然患者或医务人员教育项目往往影响较小，但结果很容易实现。而系统重新设计和患者照护项目更加雄心勃勃，也更难实现，但更有可能产生持久的影响。总之，当学生有机会参与他们选择的 QI 项目时，他们会学习改进的过程，并在临床环境中扮演变革推动者的角色。虽然并非所有学生项目对系统都具有同等的价值，但在这种课程模式中，所有的学习者都掌握了如何评估、计划和实施变革的知识。我们的希冀是，通过培养未来的变革推动者来培养新一代的医学毕业生，让他们有能力应对他们职业生涯中越来越复杂的挑战。

学生之声

在范德比尔特大学，我们进入质量改进课程时已经有了实习经历并学习了两年的卫生系统科学。正因为如此，我们在处理质量改进（QI）项目时会考虑工作的背景并熟悉系统思维。我的项目产生于我作为实习生时注意到的现象，之前的课程作业给了我一个跨专业的视角，这被证明对儿科急诊（ED）项目至关重要。QI 课程促使我亲自去 ED 与利益相关者交谈，在那里我了解到我对问题根源的理解完全错了。QI 框架引导我寻求理解，而不是采取等级制权力方法。最重要的问题变成了"我们的护士需要什么？"。转变我对这个问题的理解有助于我以建设性的方式进行干预，但我认为这将最终使我成为一名更好的住院医师和医生，有能力提出细致和综合的问题。

尽管大型系统问题可能会压倒一切，但我发现 QI 框架很有希望——我认为对于乐观的现实主义者来说，这是一个非常容易实现的行动计划。作为一名有抱负的急诊住院医师，我无疑会遇到不完善系统的挑战性结果，因此拥有这一工具集来应对这些挑战给了我更大的价值感、好奇心和信心，并相信有意义的改变是可能的。我认为 QI 总体上缩小了使医学成为令人满意的职业的价值观与挑战我们的系统困境之间的差距。

——凯瑟琳·哈弗曼，医学博士候选人
范德比尔特大学医学院 2021 级

参考文献

1. Miller BM, Moore DE, Stead WW, Balser JR. Beyond Flexner: a new model for continuous learning in the health professions. *Acad Med*. 2010;85(2):266–272.
2. Skochelak SE, Stack SJ. Creating the Medical Schools of the Future. *Acad Med*. 2017;92(1):16–19.
3. Skochelak SE, Hammoud MM, Lomis KD, et al. In: Skochelak SE, ed. *Health Systems Science*. 2nd ed. Philadelphia: Elsevier; 2020.
4. Gonzalo JD, Dekhtyar M, Starr SR, et al. Health systems science curricula in undergraduate medical education: identifying and defining a potential curricular framework. *Acad Med*. 2017;92(1):12–131.
5. Corrigan JM, Donaldson MS, Kohn LT, Maguire SK. *Crossing the Quality Chasm: A New Health System for the 21st Century*. Washington, DC: Institute of Medicine; 2001.
6. Kohn LT, Corrigan JM, Donaldson MS. *To Err Is Human. Building a Safer Health System*. Washington, DC: Committee on Quality of Health Care in America, Institute of Medicine; 1999.
7. National Academies of Medicine. *Health Professions Education: A Bridge to Quality*. April 18, 2003. http://www.nationalacademies.org/hmd/Reports/2003/Health-Professions-Education-A-Bridge-to-Quality.aspx. Accessed January 5, 2021.
8. Nelson EP, Batalden PB, Godfrey MM, Lazar JS. *Value by Design: Developing Clinical Microsystems to Achieve Organizational Excellence*. Hoboken, NJ: John Wiley & Sons; 2011.
9. Dornan T, Boshuizen H, King N, Scherpbier A. Experience-based learning: a model linking the processes and outcomes of medical students' workplace learning. *Med Educ*. 2007;41(1):84–91.
10. Institute for Healthcare Improvement (IHI) Open School. http://www.ihi.org/education/IHIOpenSchool/Pages/default.aspx. Accessed January 5, 2021.
11. Frank JR, Snell LS, ten Cate O, Holmboe ES. Competency-based medical education: theory to practice. *Med Teach*. 2010;32(8):638.
12. Frye AW, Hemmer PA. Program evaluation models and related theories: AMEE guide no. 67. *Med Teach*. 2012;34(5):e288–e299.
13. Kirkpatrick D. Revisiting Kirkpatrick's four-level-model. *Train Develop*. 1996;1:54–59.

第 10 章

社区健康在行动：亚利桑那州 A.T. 斯蒂尔大学整骨医学院

Joy H. Lewis，Kate Whelihan

学习目标

1. 明确以社区为导向的初级卫生保健（community-oriented primary care，COPC）的要素。

2. 讨论让学生和社区组织参与 COPC 项目的策略。

3. 描述在实施和评估学生 COPC 项目时所涉及的步骤。

4. 探索 COPC 工具包。

5. 描述一些由学生成功领导 COPC 的例子。

提纲

本章提要

在这一章，我们简要描述了独特的基于社区卫生中心的院校医学教育分布式模型，同时重点介绍我们的教学方法，即社区导向的初级卫生保健（COPC）的教学，以及我们要求学生团队在院校医学教育第二年进行的 COPC 项目。在不断变化的医疗卫生环境中，COPC 作为一种教学框架，在满足社区需求方面发挥着特殊作用。这些为期 1 年的项目，旨在解决当地领导者、社区成员和医学生认为重要的问题。学生主导的项目为患者、卫生中心和社区增加了价值。我们描述了实施和评估学生主导的 COPC 项目的方法和工具。

引言

2007 年，A.T. 斯蒂尔大学建立了第二所骨科医学院——亚利桑那州整骨医学院（ATSU-SOMA），与全国社区卫生中心协会（NACHC）建立了独特的伙伴关系，并采用了创新的课程模式。该模式采用了一种全沉浸式培训方法，学生在院校医学教育（UME）的第 2 ～ 4 年将被安排在社区卫生中心（CHC）学习。ATSU-SOMA 满足了国家对创新医学教育项目的需求，为医生在 CHCs 工作的独特需求做好准备——这是无论是否有支付能力的近 3000 万患者的安全支撑[1-2]。

通过我们与 NACHC 的关系，ATSU-SOMA 与美国各地的 CHCs 成员建立了伙伴关系。这些 CHC 合作伙伴作为社区校园，为学生提供情境式的学习环境。多年来，社区的校园和活动地点都在不断发展和变化。截至 2020 年 9 月的社区合作伙伴点被列在表 10.1。这种分布式、情境式的早期临床培训模式使学生有机会成为 CHC 系统的一部分，并能够研究患者和社区的社会、经济和医疗需求。学生在亚利桑那州的校园里度过 UME 的第一年。然后，他们花 2 ～ 4 年的时间在新的 CHC 社区生活、学习和工作。学生大

约 10 人一组，所有学生在入学前都被分配到他们指定的社区合作地点。ATSU-SOMA 的独特模式采用了各种课程创新来实施一个完全认可的、分布式课程。将学生嵌入卫生服务系统中，可以改善照护的连续性、发展就业纽带并建立深厚的本地联系。通过在这些环境中工作和生活，ATSU-SOMA 的学生对患者在试图获得医疗服务时遇到的挑战（如经济、语言、文化、地理、流动性等）获得了真实的看法。因此，他们学会如何积极地为改善弱势个人和群体的健康状况做出贡献。为了进一步实现这一目标，同时了解评价和改善人口健康的方法，所有学生都要参加为期 1 年的流行病学、生物统计学和预防医学课程。学生在这些课程中开发、实施和评估以社区为导向的初级卫生保健（COPC）项目。学生与 CHC 领导者、社区成员和其他人合作，开发和实施针对重要的健康社会决定因素（SDOH）的项目。

ATSU-SOMA 的学生通常有较强的社区

表 10.1　截至 2020 年 9 月的 ATSU-SOMA 社区合作伙伴网站		
组织名称	城市	州
怀亚奈海岸综合卫生中心	怀亚奈	夏威夷
健康中心	兰顿	华盛顿
西北地区初级卫生保健协会	波特兰	俄勒冈
家庭医疗网络	维塞利亚	加利福尼亚
圣伊西德罗卫生中心	圣伊西德罗	加利福尼亚
北部国家医疗保健	旗杆市	亚利桑那
阿德兰特医疗保健	凤凰城	亚利桑那
埃尔里奥社区卫生中心	图森	亚利桑那
威奇托福尔斯社区医疗保健诊所	威奇托福尔斯	德克萨斯
南伊利诺伊州医疗保健基金会	森特维尔	伊利诺伊
近北方健康服务公司	芝加哥	伊利诺伊
健康源	奥拉步山	俄亥俄
博福特-贾斯珀-汉普顿综合健康服务中心	里奇兰	南加利福尼亚
赖特中心	斯克兰顿	宾夕法尼亚
日落公园家庭卫生中心	布鲁克林	纽约

服务背景，并对医疗服务不足的地区有兴趣。这些特点是在招生过程中寻求的，在录取时也会被认真考虑。ATSU-SOMA 致力于通过向学生灌输同情心、经验、知识和技能来巩固这些特征，以解决个人的问题，并在需求最大的社区中建立医疗卫生服务。

在 UME 的第 2 年，学生到他们的社区合作伙伴地点进一步学习。通过讲座、小组活动和体验式学习，学生完全沉浸在当地的卫生系统中，并了解社区卫生实践。每个社区站点由 2 名担任区域医学教育主任（regional directors of medical education, RDME）的医师教育家领导，该站点还配备了一名区域教育协调员。每个 RDME 团队都会为二年级学生进行为期 1 周的培训。在此期间，学生与他们的卫生中心的领导者会面，与 CHC 的工作人员和临床医生接触，并更多地了解他们即将加入的社区。每个入职培训项目都涵盖远程教育所需的支持服务工作，以及了解当地 CHC 和医疗保健系统的内容。此外，RDMEs 和其他工作人员进行了深入的探讨，涵盖每个社区的历史、独特需求和社区的一些重要方面。虽然每个方向都是独特的，但所有的方向都集中于发展对学生所加入社区中的各种文化和人的尊重、理解与欣赏。

例如，许多加入南加州里奇兰市博福特-贾斯珀-汉普顿综合健康服务中心（BJHCHS）社区的学生并不是来自该地区，也不熟悉南加州的低地国①。RDMEs 在学生到达的第一天就向他们介绍了当地的人和特点，从而让学生了解他们和谁一起工作并将为谁提供医疗服务。

RDMEs 将学生介绍给资深职员和将与他们一起工作的医生。他们带着学生去他们所有的 9 个站点，全程超过 200 英里。这次旅行是为了确保 BJHCHS 的每个工作人员都能见到学生，并知道学生是他们卫生中心的一部分。RDMEs 还把学生带到宾夕法尼亚中心，这是美国南部第一所解放奴隶的学校[3]。它由贵格会和一神论传教士于 1862 年建立，现在是一个文化和教育中心。这个中心是该地区历史的重要组成部分，展示了非裔美国人和 Gullah-Geechie 社区对当地文化有多方面影响的并列地位。RDMEs 还带领学生参观移民农场工人生活和工作的营地。这些营地是由 BJHCHS 服务的一部分人口的家；让学生体验这些社区成员生活和工作的地方是很重要的。

加入夏威夷怀亚奈的怀亚奈海岸综合卫生中心（WCCHC）的学生，将了解当地太平洋岛民的历史、文化和需求。学生与社区领导者会面，学习夏威夷语，并与 WCCHC 夏威夷原住民传统治疗中心的从业者互动[4]。这个中心促进了夏威夷原住民的治疗和文化教育、实践和传统。学生学习 Lomilomi（夏威夷按摩疗法）、Laau Lapaau（草药）、Laau Kahea（精神治疗）和 Hooponopono（冲突解决方案），同时对社区历史、传统以及社区面临的独特优势和挑战有更深的了解。

在俄亥俄州奥拉步山，卫生资源社区关系主任向学生介绍了所服务的人群。例如，向学生提供了关于面临粮食不安全风险的弱势群体的信息。一些学生自愿准备食物袋，为一个四口之家提供食谱和足够的食材。同时也被介绍了到辛辛那提音乐和健康项目，该项目利用娱乐音乐制作与各种人群合作，比如老年难民[5]。该项目还提供公民指导，以帮助人们进行公民身份考试。

俄勒冈州波特兰市的学生被介绍到几个不同的诊所，每个诊所都有不同的患者群体。每个诊所都提供指导，学生从他们指定的诊所提交病例报告，与整个学生群体分享关于不同人群的信息。例如，一家诊所提供

---

① 低地国：lowcountry，美国沿海地区的一种地理特征。——译者注

大量的性别确认服务，另一家诊所为大量无家可归者提供服务，还有一家诊所为俄勒冈州提供移民体检服务。在那里，学生几乎每次接触患者都需要使用翻译，并与他们的团队分享有趣的文化经验。

在纽约布鲁克林，RDMEs 旨在向学生介绍他们的卫生中心所服务的各种各样的人群和文化。不同卫生中心站点所服务的人群截然不同。在每个站点，大多数患者都说他们的母语，并保持其原籍国的传统和文化信仰。为了以一种有趣的方式了解他们将要工作的人群和地方，学生参观了每一个临床站点，然后通常每天在当地社区吃午餐，不同的医疗主任也会加入。迎新周地点包括布鲁克林唐人街中心（中国菜）、弗拉特布什中心（加勒比菜）、日落公园中心（西班牙菜）和公园岭（阿拉伯菜）[6]。此外，学生参观布鲁克林的地标，帮助他们在新社区有宾至如归的感觉。最后，将学生介绍到家庭支持服务中心[7]，在那里他们了解了许多支持食品救济、健身课程、成人教育、早期儿童教育、劳动力发展等项目。

这些迎新会议为未来的几年奠定了基础。学生迅速成为每个社区和该情境学习环境的一部分。在项目发展的早期，我们把社区项目看作我们的学生回馈给卫生中心和服务社区的一种方式。这些项目最初是非正式项目，比如为当地健康博览会或其他学生提供社区服务的项目。2011 年，我们引入了流行病学、生物统计学和预防医学（EBPM）等长达 1 年的课程序列。为了与培训富有同情心的医生和卫生健康领导者的使命相一致，他们为医疗资源不足的人群提供服务，重点是研究和 COPC。我们将社区项目正式化，制定了详细的标准、工具、模板和主题；并将它们纳入长达 1 年的 EBPM 课程序列中。

学生被教导如何设计、实施和评估他们自己的 COPC 项目。利用美国医学研究所（2015 年更名为美国国家医学研究院）概述的 COPC 框架[8-9]，学生与卫生中心领导者和社区利益相关者合作，解决卫生中心服务的患者和社区重要问题的需求。

亚利桑那州 A.T. 斯蒂尔大学整骨医学院的社区项目概述

COPC 是一种初级卫生保健模式，它强调了社区环境在个人健康中的作用。COPC 被定义为"通过有计划地整合公共卫生实践与初级卫生保健服务，根据其评估的卫生需求向特定社区提供初级卫生保健的持续过程"[10]。COPC 的目标是利用流行病学、初级卫生保健和预防医学方面的公共卫生原则，系统地识别社区卫生需求并采取行动。

COPC 是卫生保健提供的一个框架（图 10.1），是临床医学和公共卫生之间的桥梁，是从业人员通过社区教育或其他规划解决 SDOH 问题的一种方式，是医学生可利用的理想架构。学生能够利用他们早期的医学知识和许多其他技能，包括创造力、沟通、教学技巧、组织技能和许多其他属性，来开发、实施和评估为患者、社区和卫生中心提供重要服务和项目的创新项目。图 10.2 定义了 COPC 的元素和过程。

COPC 项目是一种体验式学习的机会。这些方法可以使学生熟悉社区健康、研究方法、项目开发和评估。在 CHC 的每个校园，学生由 5 ～ 10 人组成一组，并被鼓励从事他们感兴趣、同时直接参与和影响社区的一个项目。

尽管与传统的实证研究相比，基于社区的研究和项目评估遵循不同的指导方针，但学生还是被教导遵循所有研究都必须采取的步骤。学生进行需求评估，进行文献综述，制定详细的项目方案，并提交自己的项目参与人体受试者审查。学生团队实施这些项目并对过程和结果进行持续的评估。所有学生

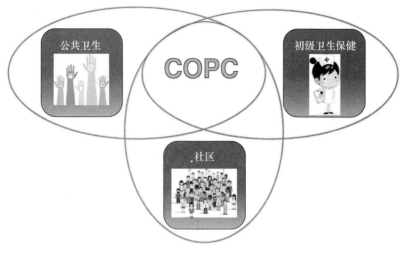

图 10.1 COPC 框架（所有图片均采用知识共享 3.0 通用许可协议）

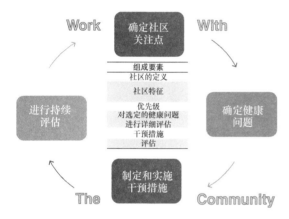

图 10.2 COPC 要素和过程

都要完成人类受试者保护和财务利益冲突方面的必要培训，所有项目都要提交给 ATSU 亚利桑那州机构审查委员会（IRB）。

社区项目被设计为在学年内开发、实施、评估和记录。项目步骤和所要求的任务作业被分解为 2 个学期。

虽然学生的项目在 UME 的第 2 年开始时启动，但学生通常在第 1 年结束时通过举行大型小组演示来了解社区项目的概念。在本课程中，课程讲师将解释项目的历史和重要性，描述所需的步骤，提供过去项目的例子，并解答问题。这样，当学生到达新的社区时，他们就有了一些关于项目需求的实用知识。他们参加进入社区前的培训，与已经

了解 COPC 框架的 CHC 领导者见面。2020 年，由于 COVID-19 大流行和由此产生的对远程学习的需要，这一方向被改为一个录制讲座，然后与每个 CHC 团队举行单独的视频会议。这些会议在迎新周的早期举行。

在培训周快结束时，学生开始进行正式的社区需求评估。他们被要求获取社区人口统计数据，确定现有的 SDOH，回顾从他们的 CHC 中获得的表现指标，并审查与他们的兴趣和社区需求相关的任何其他统计数据。将详细的需求评估资源提供给学生，他们可以从中找到基于人口的数据和与卫生公平相关的资源。表 10.2 提供了这些资源的示例。

除了寻找有关这些领域的文献和评估数据外，每个团队还需要与 CHC 的利益相关者进行至少 3 次访谈。访谈通常由 CHC 领导层的成员、社区项目的主管、CHC 的患者或项目参与者进行。这些访谈为学生提供了一个直接了解 CHC 及其患者优先事项的机会。这些访谈也是为合作项目努力建立联系的一种方式。

利用需求评估和访谈中的信息，小组确立一个主题。然后提交一个主题想法，简要描述其重要性，并提供项目计划的初步大

纲。主题将反映收集到的数据和接收到的信息，同时符合 COPC 框架，特别是 SDOH。我们审查每个主题的想法，并与每个学生团队会面，以帮助制定项目方案。这些会议旨在确保每个项目都有现实的目标，满足课程的要求和时间框架，遵循 COPC 框架，并得到 CHC 的支持。在达成一个主题的想法之前，我们可能会与团队进行多次会面。

一旦学生获得批准继续学习，学生团体将进行额外的背景研究，并创建详细的注释参考书目。在文献的帮助以及与 CHC 领导和课程主管的进一步讨论下，学生撰写他们的项目计划书。该计划书包括以下部分：①背景；②意图；③执行摘要；④所考虑的要素；⑤项目问题；⑥目标和目的；⑦方法。在计划书模板中，我们有意不要求假设。这些项目不是关于检验假设的，相反，它们旨在产生通过过程和结果测量来评估干预措施。我们也使用"项目问题"这个术语，而不是"研究问题"。大多数项目都不被归类为研究类项目。有些是质量改进，另外还有项目开发和项目评估。学生将学习合理的研究方法，并在他们的项目中使用适当的方法。然而，放弃"研究"一词开辟了可能性，并允许学生强调除了可量化的结果之外的工作的其他要素。

学生团队在 IRB 批准或将项目指定为免除 IRB 监管之前，不能实施他们的项目。许多提交的项目被认为是豁免或无管辖权的。根据联邦法规法典（Codified Federal Regulations，45 CFR 46 § 46.102）的定义，这些项目对人体受试者的风险小，不被认为是研究[11]。一些卫生中心有自己的 IRB 或研究委员会。学生团队负责确定当地卫生中心的需求，除了亚利桑那州的伦理委员会外，还必须向当地的研究监管委员会提交申请。

大多数学生团队在第一学期结束或第二学期开始时得到 IRB 的反馈。团队通常会花 1～3 个月的时间来实施和评估他们的项目。学生被要求写一份摘要来总结他们的项目和关键发现，并创建一份海报来记录他们的工作。学生团队还为他们的项目创建视频演示，并向 ATSU-SOMA、NACHC 和社区卫生中心分享。这些视频为学生提供了一个表达个人故事的机会，让他们解释为什么要开发自己的项目，为什么他们觉得这个项目很重要，他们觉得自己的项目产生了什么影响，以及他们从这段经历中获得了什么。表 10.3 列出了工具包的各个部分、项目课程作业、可交付成果和时间表。

表 10.2 需求评估和健康公平资源案例

资源标题	支持机构	内容
健康文化项目	国家医学研究院	以证据为基础的战略，以实现必要的转变，消除结构性种族主义，并最终实现所有人的卫生健康公平
医疗创新交流	医疗保健研究和质量机构	为改善健康和减少差距而开展的项目提供的信息
国家健康数据	凯撒家庭基金会	按不同主题分类的最新州级健康数据
卫生系统跟踪器	彼得森医疗保健中心和凯撒家庭基金会	关于影响医疗保健系统性能的趋势、驱动因素和问题的最新信息，还说明了系统的不同部分是如何相互运转的
健康环境	美国家庭医师学会和罗伯特格雷厄姆中心	一款交互式制图工具，包含健康数据和可检索的 SDOH 数据库
HRSA 数据库	卫生资源与服务管理局（HRSA）	有关 HRSA 公共卫生计划的数据、仪表板、地图、报告、定位器、API 和可下载的数据文件

表 10.3　工具包的组成部分、项目分配和时间表

部分	内容	相应分配	相关时间表
引言	学术诚信声明 如何使用工具包 分配截止日期 COPC 导论	签署证明，说明已审查的 教学大纲和已审查的要求	第 1 个月的开始（8 月下旬）
项目的准备	准备你的项目 需求评估资源 进行文献检索	CHC 需求评估和主题开发	第 1 个月的月底（9 月下旬）
项目计划书	说明 使用计划模板的说明 评分标准	项目计划书	第 2 个月的月底（10 月下旬）
IRB 应用程序	介绍 IRB IRB 应用程序使用技巧 评分标准	IRB 应用程序	第 3 个月（11 月中下旬）
项目完成	引言-摘要/海报/视频 评分标准 有关如何制作海报的资源	项目摘要	第 7 个月（3 月中旬）
		项目海报	第 9 个月（5 月初）
		视频展示	第 9 个月（5 月初）

　　学生的项目差异很大，反映了不同的社区需求以及学生们的各种兴趣和才能。例如，有一年，学生为俄亥俄州农村的小学生提供口腔健康教育。作为这个教育计划的一部分，ATSU-SOMA 的学生表演并录制了一个名为"白牙闪闪"（White Tooth Bling）的音乐视频。该视频被设置为一首流行歌曲，展示了学生的创造力、音乐能力和摄像技能。在芝加哥，学生制作了一个正念和冥想 DVD，他们在其中表演音乐、歌曲和口头诗。他们研究了引导正念和冥想练习对无家可归者和其他弱势群体的感知益处。

　　我们最持久的项目是 2012 年在位于夏威夷的怀亚纳校区建立的[12]。那一年，学生开始了一个名为"迷你医生"的项目。通过与当地一所小学的合作，ATSU-SOMA 的学生为三年级的学生开设了关于健康主题的课程。每周，小学生都被鼓励与家人和朋友分享他们所学到的东西。为了记录这种共同的学习，小学生带了一张表格回家，让他们的父母或照顾者写下一两句关于他们从孩子身上学到的东西。一名小学生的父亲在早期填写的一份表格中写道："我学会了控制自己的愤怒，避免心脏病发作"。在该项目结束时，这些小学生以"迷你医生"的身份毕业，他们可以在提高社区卫生知识方面发挥作用。

　　迷你医生健康教育方案的目的是可重复，以对抗可预防的慢性病的流行。我们还希望激发人们对医疗卫生事业的兴趣，为未来社区卫生中心医生和其他医疗卫生专业人员创建一个人才输送通道。夏威夷的学生团队延续了不同学校的迷你医生传统，并与医疗教育项目和其他社区组织合作。每个 ATSU-SOMA 团队都将项目作为自己的项目，并以创新的方式解决当前的问题。最近的学生团队引入了与心理健康障碍相关的教育，以消除对抑郁症和其他精神健康问题的污名。该小组还引入了药物滥用教育。有趣的是，在学生们实施迷你医生项目的第一所学校的一位老师，受到了我们的学生和他们的公共卫生教育项目的启发。她告诉我们，她与我们的学生工作使她进一步寻求在公共卫生和卫生管理方面的教育。她现在是夏威夷社区卫生中心的一名行政人员。

学生项目可以在上一年项目的站点建立，也可以借鉴过去的项目在任何站点建立。2012—2013 年，俄勒冈州波特兰市的学生发现，静脉注射海洛因者中阿片类制剂过量的问题是影响周围社区的一个可预防的死因。学生与克拉克县公共卫生部门及其减少伤害 / 针头交换项目建立了合作关系[13-14]。学生打算提供基于社区的培训，以增加在社区获得纳洛酮的机会。到本学年结束时，学生已经成功地在组织机构和独立的 IRBs 之间建立了合作所需的关系。不幸的是，合作关系和协议花费了太长的时间，阻碍了这群学生实施他们的项目。

学生团队记录了他们的努力和他们的信念，即一个低成本的药物过量训练计划可以采用一个既定的针头交换计划。他们声称，该项目可以在存在静脉注射吸毒社区的设施中提供或实施。他们的想法是有充分根据的。在 2013—2014 学年开始时，随后的小组学生继续在减少伤害中心进行这项工作。这些学生提供了与过量识别、适当反应和纳洛酮使用相关的社区培训。该培训与纳洛酮家庭工具包的分发相结合，并涵盖了重要的信息，如《好撒马利亚人法》①等重要信息，以提高参与者对过量反应和纳洛酮使用的知识和适应度。

当我们的学生在 2014 年 8 月下旬的一次全国会议上展示他们的项目时，他们已经收到了 10 例由他们培训过的人进行的过量逆转（overdose reversal）的通知。两组学生都被告知了这些逆转，所有人都为这一结果做出了贡献。

> **学生之声**
>
> 到目前为止，已经逆转了 10 次过量用药。我有机会与其中一位使用他们的工具包救人的参与者交谈。他说，如果没有这个装备，他的女朋友可能已经死了——急救人员花了 20 分钟才到达。阿片类药物成瘾和过量使用是一种公共卫生危机。过量服用的影响超出了卫生保健系统，并可能对社区产生持久的影响。社区卫生中心以其关注当地整体人口福祉的特点，非常适合开展多方面的纳洛酮干预计划。
>
> ——学生参与者

其他学生团体已经在不同的 CHC 站点建立了项目。2014 年，一家卫生中心的学生在试图实施一项改善结直肠癌筛查的项目时，发现了电子健康档案（EHR）文件中的差异[15]。虽然这个团队无法在他们的卫生中心增加筛查，但他们能够公开这项发现，并告知其他人这些文档的差异。他们发现 EHR 问题在其他合作的卫生中心也存在，未来不同卫生中心的学生团队能够实施变革，改进结直肠癌筛查文件和统一数据系统报告。表 10.4 提供了 2015—2020 年项目的其他示例。

在学生开发和实施项目的同时，我们也提供了重要的指导和支持。我们定期与学生团队和 RDMEs 会面。我们提出建议，因为我们知道什么是有效的、在可用的时间框架内可以完成什么。RDMEs 还积极参与学生的活动，提供指导、临床专业知识，以及有关卫生中心和社区的知识及联系。

为了帮助学生和教师，并分享我们的方法和材料，我们开发了一个社区项目工具包。工具包的开发得到了美国医学会的支持，作为其加速医学教育变革计划的一部分。该工具包包含需求评估资源、详细说明

---

① 一项法律条款，旨在保护那些在紧急情况下提供援助的人，使他们在提供帮助时不会因为可能造成的无意伤害而承担法律责任。——译者注

表 10.4	2015—2020 年的项目示例		
年份	CHC 地点	项目	项目描述
2015	亚利桑那州旗杆市	北方国家医疗保健合作伙伴计划：评估患者和提供者的看法	创建了卫生合作伙伴计划，通过将患者与社区资源相链接来解决社会需求。学生通过测量患者的满意度和链接到社区资源的成功率来评估项目的有效性。学生还评估了服务提供者对该项目的看法，以及解决健康的社会决定因素的重要性
2016	纽约州布鲁克林	指导教育模块对布鲁克林青少年避孕认识和知识的影响	学生讨论了日落公园（纽约布鲁克林）青少年意外怀孕的高比率。他们为青少年提供了一个基于互联网的指导教育模块。医学生在完成模块前后评价知识和信念
2017	俄勒冈州波特兰	为高中生进行弹性训练，以减少逆境的后果	对有童年不良经历（ACEs）高风险的高中生实施了弹性建设课程。课程包括针对价值观、情感、积极思考、现实检查、日常勇气和榜样的多项活动
2018	俄亥俄州奥拉步山	确定音乐疗法和基础卫生教育对改善不丹难民的心理健康和幸福感的作用	难民人口往往容易患有心理健康障碍，因为他们的困难转变以及随后与文化认同和家庭动态方面的变化进行的抗争。重点关注辛辛那提的不丹难民人口，学生利用音乐疗法和预防性保健教育来改善身心健康之间的联系
2019	亚利桑那州凤凰城	针对健康知识、健康素养及活动水平的营养和健康意识（NHA）项目的评价	学生开发了 NHA 项目来教育孩子们，并培养他们对健康和福祉的积极态度。医学生与小学生合作，实施了一门为期 6 周的课程，包括运动、饮食、营养标签、糖代谢、心脏病和口腔卫生相关的互动课程。孩子们被给予加速计来测量活动水平和动机
2020	亚利桑那州图森市	结直肠癌筛查随访的曲折、转折和阻碍	联系了卫生中心曾经获得 Cologuard® 检查医嘱，但尚未完成检测的患者。确定了影响完成检测的感知障碍，并向卫生中心提供了改善患者完成筛查能力的建议

指导、可用模板、表格和评分标准。鼓励学生阅读工具包并全年参考。通过遵循说明和参考规则，学生团队可以成功地完成一个有意义的项目并获得学习经验。

学习目标

学生学习进行需求评估，并分析和处理弱势群体的 SDOH。此外，学生还获得了在研究方法、基于社区的项目开发、项目实施和评估方面的经验。它们展示了开发、执行和评估一个项目的能力，这可能是研究、质量改进或项目评估。培养学生向 IRB 撰写方案和申请的能力。学生学习作为团队的一部分工作，并与社区组织合作。

学习者评价方法

每个项目所需的作业都是根据课程开始时提供的规则进行评分的。学生提交的作业包括社区需求评估、带注释的参考书目、包含详细预算的项目方案、IRB 申请、项目摘要、项目海报和视频演示。

学生在提交每项作业时都是作为一个团队进行评分。在评分时，团队评分标准的重点在于对所有部分的考虑和制定完整计划的能力，而不是方法的严谨性。可预见的是，学生最初可能无法清楚地陈述项目问题、设定明确的目标和目的，也可能无法提出在规定时间内可实现的具体方法和目标。评估的重点是完整性和对所有组成部分的关注。然后，我们一起努力，集中于目标和目的，并概述具体的计划。

重要的是要确保所有的项目组成部分是一致的；例如，陈述的目的应该与确定的需求相匹配，并与项目问题相关。此外，项目问题必须通过提出的方法和评价措施来回答。从既往来看，学生很难确保他们的方案的所有部分都保持一致。我们认为，这在一定程度上取决于学生对小组项目的态度。学生分解任务，不同的学生被分配到不同的组成部分。因此，我们可能会收到书面精美的背景信息、一个清晰的目的陈述、精心设计的项目问题、重要的目标和目的、一份详细的实施计划和样本评估工具。然而，所有这些组件都可以是不同项目的一部分。多年来，我们已经学会了强调这一点，并鼓励学生经常见面，分享他们的作品草稿。还鼓励团队有一名首席研究员审查每个部分，并在审查、编辑和确保一致后提交文件。

除了获得一个分数外，学生团队还会收到关于每项作业的详细反馈。我们明确表示，我们期望学生在推进项目开发、实施或评估的后续步骤之前，能够整合所有的反馈。

评估程序

所有的 ATSU-SOMA 课程都要求学生完成课程评估。近年来，对评估问题进行了修订，使每门课程都以相同的方式进行评估。根据既往来看，学生被要求根据一套独特的标准来评估每门课程。对于 EBPM 课程，过去只包括一些专门针对社区项目的问题。学生会被明确要求评估他们对以下三个陈述的认同感：我在社区项目中扮演了积极的角色；该项目增进了我对社区健康问题的理解；该项目加强了我与社区的联系。在新的评估体系下，社区项目被作为一种学习活动来评估，考查它与课程目标和能力的契合程度。

除了在每门课程的中期和结束时收集的学生评估外，课程委员会的 ATSU-SOMA 教师也会进行年度评审。课程委员会与课程主任会面，回顾课程的整体表现，并讨论下一年的建议。这一过程确保了课程继续满足其定义的目标，并遵循整骨医学院认证委员会建立的标准。

作为评估的补充来源，我们追踪从我们的专科同事、NACHC 的同事和从卫生中心合作伙伴那里收到的非正式反馈。在每年结束时，我们将项目汇编成可共享的格式进行分发，并欢迎就这项工作展开讨论和提出建议。虽然这是一种非正式的评估方法，但这种反馈通常被证明是最富有成效的，因为我们可以衡量人们对主题的感兴趣程度，并引发关于维持和改进项目的对话。此外，我们每年与我们合作的卫生中心的首席执行官会面，并审查研究和质量改进的优先领域。这些会议有助于我们指导学生选择主题，以确保主题与卫生中心的优先事项相一致。

所需资源

我们将社区项目的实施描述为我们独特的分布式医学教育模式项目的一部分。CHC 的伙伴关系源于 ATSU、NACHC 和许多个体卫生中心之间多年的合作及协作。ATSU-SOMA 正是建立在这一背景上的，并明确地与这些合作伙伴共同发展。一个由 ATSU-SOMA 的管理人员和教师组成的团队致力于发展和维护这些关系。多年来，已经建立了新的 CHC 合作伙伴关系和新的社区合作伙伴站点。我们利用社区合作伙伴站点准备清单（图 10.3），以确保每个新站点都有足够的领导支持、临床工作人员、学生教育设施、与医生的联系和能够运行临床轮转的卫生系统、财政资源，以及我们的学生进入社区校园的强烈愿望。因此，实施包括卫生中心领导者的参与和合作在内的社区项目是可能的。

这些项目可以由来自传统架构的医学教育项目的学生来实施，而且学生需要顾问和教授的密切监督与合作。但这些项目并不依赖于教育计划的分布模式或沉浸在 CHCs 中。学生可以与当地的卫生中心或其他服务弱势群体的组织合作。来自任何医学教育项目的学生都可以与导师合作，并可以遵循 COPC 项目中概述的步骤。该工具包可适用于任何 UME 或其他教育项目。我们已经成功地在分布式住院医师项目中开发了 COPC 项目，并设立了一个旨在加强初级卫生保健培训的奖学金项目。[国家卫生中心的领导和教学：初级卫生保健转型执行奖学金。时间是 2018 年 9 月—2023 年 8 月。该项目得到了美国卫生与公众服务部（HHS）的卫生资源和服务管理局（HRSA）的支持，作为总计 1 999 650 美元奖励的一部分，其中没有使用非政府资金。本计划的内容仅代表作者个人观点，并不一定代表 HRSA、HHS 或美国政府的官方观点或认可。] 我们的研究员是卫生中心的临床医生（医学博士 MD、骨科医学博士 DO 或医师助理 PA），他们使用我们描述的方法和工具包来开发、实施和评估 COPC 项目。

我们为学生的每个项目提供 600 美元的预算，为研究员的项目开发和实施提供 1000 美元的预算。我们还提供一些差旅费的财务支持，住院医师的财务支持因地点而异。无论是经济上的还是其他形式，来自学院或大学的支持是很重要的，例如与卫生中心和其他社区领导者的联系。

已证明的增值

这个项目所带来的增值可以用各种方式来衡量，为学生本身、卫生中心和他们所服务的社区以及社会都增加了价值。学生描述他们在社区项目中的经历既有益，有

时也令人沮丧。许多技能是通过参与小组项目及现实世界的项目开发和评估的不可预测性来发展和检验的。无论学生追求什么主题，他们都可以从组成社区项目所需的学习、团队合作和社区参与中受益。绝大多数学生认为他们的项目经历是有利的。学生一致表示，他们将社区项目理解为一种学习体验，以及作为一种回馈给 CHC 社区价值的方式。

> **学生之声**
>
> 社区项目是一个非常好的机会，它促使我学习如何做一些我一直想做但由于缺乏经验而不敢尝试的事情。
>
> ——学生参与者

> **学生之声**
>
> 沉浸在社区卫生中心的环境中一直都是一个很好的信息和教学来源，我相信很多人不会得到这些信息。我们与各个领域的患者接触的程度帮助我了解了健康的障碍有多少，以及医疗系统运行的困难。这种真正的卫生系统科学的实践经验对我来说是非常宝贵的。
>
> ——ENS Brysen Keith, MS, SOMA

作为毕业要求，学生团队提交他们的社区项目摘要，以考虑在 NACHC 社区卫生研究所和博览会（NACHC CHI）上展示海报。这次年会由 NACHC 主办，是卫生中心利益相关者、员工和倡导者最大的全国聚会。会议组织者期待学生提交的摘要，每年都有很高比例的 ATSU-SOMA 学生摘要被选中展示。在这次会议上，ATSU-SOMA 还举办一次年度教育会议，由选定的学生团队就他们的项目经验进行口头演讲。无论他们的项目是否被接受在 NACHC 会议上展示，所有的学生团队都会创建一个项目海报。该海报也适用于在任何全国性会议上展示。这些摘要、海报和视频将与卫生中心的领导者和医疗团队共享。这些项目和报告也为临床教师

A.T. 斯蒂尔社区合作伙伴站点——准备情况评估核对表

目标

准备一份问题清单，供有兴趣成为亚利桑那州 A.T. 斯蒂尔大学整骨医学院社区合作站点的社区卫生中心（CHC）考虑

背景假设

☐ 在财务和行政上保持稳定的组织，至少服务 35 000 人，有选定的首席执行官和稳定的质量表现

☐ 有医学专业教育项目或有医学教育经验的潜在教师的经验和追踪记录

☐ 与教学医院和初级卫生保健住院医师项目的联系每年足以为 10 名学生提供临床轮转

☐ 承诺"发展自己"的战略，培训未来的 CHC 员工

☐ 致力于以社区为导向的初级卫生保健

准备情况评估

1. 领导支持
   - ☐ 首席执行官，首席营销官，高级领导团队
   - ☐ 董事会
2. 临床工作人员有激情、兴趣和教学经验
   - ☐ 潜在的区域医学教育主任（RDME）
   - ☐ 有动力的潜在临床导师
3. "学习空间"对设施的要求
   - ☐ 会议容量（15～30 个座位）
   - ☐ 安静的环境，允许学生学习并在合适的晚上和周末访历
   - ☐ 支持同步和异步学习活动及视频会议的网络
   - ☐ IT 支持
4. 与地区临床医生的关系
   - ☐ 社区教学医院为卫生中心的患者提供服务，并有能力确保课程中概述的第 3 和第 4 年学生所需的住院轮转
   - ☐ 学术医疗中心/医学院
   - ☐ 初级卫生保健住院医师项目（家庭、内科、儿科、妇产科）
   - ☐ 有医院附属机构的专科团体（临床、儿科、外科、外科、行为健康）
5. 财政资源
   - ☐ 财务健全的组织
   - ☐ 有足够的财政资源来支持教学
   - ☐ 投资于劳动力发展的意愿和能力

图 10.3　A.T. 斯蒂尔社区合作伙伴站点——准备情况评估核对表

提供了有价值的学术工作。

这个机会为所有学生参加全国会议提供了宝贵的经验，并为许多人及全国观众分享了他们的项目。也许这次会议最有价值的成果是学生报告时的自豪感和归属感。他们看到了自己对卫生中心世界所做出的宝贵贡献，以及卫生中心领导者的赞赏。学生能够与其他各类社区卫生中心的工作人员分享他们的创新项目。除了 NACHC CHI，学生团队还在地方、地区和国家会议上展示他们的工作。学生获得了许多奖项，并获得了其他积极的认可。

> **教师之声**
>
> 学生社区项目与我们正在进行的质量创新项目一致，强调了我们作为联邦认证社区卫生中心（FQHC）的承诺，并加快了我们倡导健康社会决定因素的步伐，因为它与我们社区的福祉有关。
>
> ——Douglas J. Spegman, MD
> El Rio 社区卫生中心首席临床官

我们的合作伙伴卫生中心和他们所服务的社区的增值在每个社区项目中都是显而易见的。这种好处很难量化或证明，但可以观察到。所有项目都包括过程评价和结果评价，尽管这些评价并不总是被证明或在统计

上呈现显著的益处。这在进行项目评估或在小群体中进行研究时是一个常见的问题，比如我们合作的特定和独特的弱势群体，这些群体往往被大多数大规模的研究项目或干预措施所忽视。研究的结果可能不适用于这些特定的群体。学生 COPC 项目专注于这些群体的具体需求，这些项目是为了有所作为，但不是专门设计来证明统计上的显著效果。我们的学生与贫困和脆弱的儿童一起工作，但我们的学生并不"研究"他们。每个项目都包括一个评估和利益证据，但我们不将成功的衡量限制在 p 值。我们鼓励我们的学生去确定他们是如何做出改变的，以及在未来可以做些什么来进一步推进他们的工作。

当一个由我们学生培训过的人成功逆转了一次药物过量时，其价值是显而易见的。当一个孩子学习营养知识时，这些知识可以帮助她的余生。当一个孩子学会接受锻炼时，好处可能远远超出我们的评估期。当向难民家庭提供关于如何获得保健服务的教育，受到热烈欢迎，并使他们更愿意参与卫生系统的工作时，其好处可能是巨大的。当一个学生项目或任何公共卫生干预措施防止了负面事件的发生时，我们并不总是有某种方法来衡量其益处。我们将继续努力记录这些干预措施所增加的价值。我们希望通过许多项目、项目的影响力量、卫生中心的持续支持，以及 NACHC 不断地展示我们学生的工作，以便与更广泛的社区卫生中心分享这一价值。

作为医疗卫生专业人员，学生从这个项目中获得的价值也难以量化。我们认为，目睹医疗卫生方面的差异和弱势群体的困境，可能会使正在接受培训的医生以及全体医生和其他医疗专业人员情绪低落[16-17]。考虑到我们的医疗干预只影响了一部分健康结果，而 SDOH 影响了更大的一部分[18]，医生和其他医疗卫生专业人员可能会感到无助或沮丧[19-20]。我们教学生如何识别和处理

SDOH[21-23]。通过 COPC 项目，我们为学生提供行动的工具，并授权他们使用各种不同的技能来改变他们的社区。我们教他们如何组织他们在这个领域的工作，如何评估工作效果，以及如何传播他们的成果。我们相信这样可以帮助维持和增强学生的动力和能力。我们希望这项工作能帮助保护他们免于职业倦怠。这种保护作用还未得到研究和证实，但这些潜在的好处是存在的，也是我们打算探索的领域[24-27]。

我们的毕业生对社会增加的价值体现在对劳动力的贡献上。我们培养学生对服务不足群体的同情心，并教他们如何改变他们所服务的社区的健康状况。在关心我们社区的现实世界中，我们的使命和愿景是推动毕业生成为下一代富有同情心的医疗卫生专业人员，专注于全人保健，为我们整个社区的医疗卫生需求服务。鉴于我们的学生在他们指定的社区地点接受了广泛的培训，以及我们的项目将重点放在社区卫生上，我们的许多毕业生选择初级卫生保健和 NACHC 指定的对卫生中心发展重要的专科就不足为奇了。自 2011 年以来，ATSU-SOMA 平均每年培养 99 名毕业生。大约 70% 的毕业生进入初级卫生保健行业，大约 89% 的毕业生选择在 NACHC 指定的专科工作。

实施历史和策略

自 2010—2011 学年以来，学生已经完成了 133 个 COPC 项目。我们的 UME 项目在 2019 年扩大，因此，2020—2021 学年将包括 15 个社区合作伙伴站点的学生。我们鼓励他们从事开展解决社会正义和卫生公平问题的项目。每年，我们都会评估并更新 COPC 项目的各个方面，以保持其时效性、可实现性和吸引力。除了我们认为重要的问题外，我们还向学生介绍了 HRSA 和 NACHC 确定的初级卫生保健优先领域[28]。

自 2012 年以来，学生在 NACHC CHI 网站上共展示了 95 张海报。2013 年，除了海报展示之外，NACHC 还开始接受 ATSU-SOMA 的学生参加一个特别的口头汇报。截至 2019 年 9 月，共有 45 个项目作为本次会议的一部分提交。

可行性和可持续性的关键建议

学生在方法论、项目开发和项目评估方面有不同程度的经验和兴趣。对于学生们来说，从项目开发到项目完成，持续得到经验丰富导师的指导是至关重要的。最成功的学生团队得到了卫生中心领导的支持，我们的 RDMEs 也大力参与。需要一个专门的项目团队才能成功。

虽然我们指导学生进行需求评估和访谈，以帮助确定有需要的领域，但我们也强调了寻找一个他们感兴趣并感觉很重要的主题的重要性。当你完全相信一个项目时，做一个完整的项目要容易得多。作为教育者，我们也学会了信任我们的学生。有些时候，学生提出了我们认为他们无法完成的项目。他们对自己的想法充满激情，并证明了我们是错的。

我们强调的另一个重点是，有许多资源可供执行这类项目的人使用。除了我们作为 COPC 工具包开发的一部分工具之外，还有各种包含基于证据的程序和经过验证的评估工具的数据库。学生不仅被鼓励通过他们在文献中或通过现有的组织中所能找到的东西来启发自己，他们还被鼓励去利用他们所发现的东西。强调这一点似乎有助于缓解压力水平。学生不必重复他人已经成功完成的事情，他们可以使用经过验证的程序和策略，对其进行调整，然后将其应用到他们感兴趣的特定社区。

参考文献

1. Health Resources and Services Adminstration. Health Center Program: Impact and Growth. https://bphc.hrsa.gov/sites/default/files/bphc/about/healthcenterfactsheet.pdf. Updated August 2020. Accessed 06.01.21.
2. National Association of Community Health Centers. America's Health Centers. http://www.nachc.org/wp-content/uploads/2019/09/Americas-Health-Centers-Updated-Sept-2019.pdf. Published August 2019. Accessed 06.01.21.
3. Penn Center. A Timeline of Our History. http://www.penncenter.com/explore-penn-centers-history. Updated 2020. Accessed 06.01.21.
4. Waianae Coast Comprehensive Health Services Center. The Native Hawaiian Traditional Healing Center. http://journey-mobile.wcchc.com/traditional-healing-center.html. Accessed 06.01.21.
5. Cincinatti Music and Wellness Coalition. About Us. https://musicandwellness.net/about. Published 2015. Accessed 06.01.21.
6. NYU Langone Health. Locations. https://nyulangone.org/locations. Updated 2020. Accessed 06.01.21.
7. NYU Langone Health. Community-Based Programs—Family Health Centers at NYU Langone. https://nyulangone.org/locations/family-health-centers-at-nyu-langone/community-based-programs-family-health-centers-at-nyu-langone. Updated 2020. Accessed 06.01.21.
8. Abramson JH, Kark SL. Division of Health Care Services, Institute of Medicine. In: Connor E, Mullan F, eds. *Community Oriented Primary Care: New Directions for Health Services Delivery*. Washington, DC: National Academies Press; 1983.
9. Liaw W, Rankin J, Bazemore A. Module 1: Introduction to community-oriented primary care (COPC). Community Oriented Primary Care Curriculum. https://www.graham-center.org/content/dam/rgc/documents/maps-data-tools/copc-curriculum/COPCModule1-Introduction.pdf. Updated 2020. Accessed 06.01.21.
10. Mullan F, Epstein L. Community-oriented primary care: new relevance in a changing world. *Am J Public Health*. 2002;92(11):1748–1755.
11. Health and Human Services, Office for Human Research Protections. 45 CFR 46. https://www.hhs.gov/ohrp/regulations-and-policy/regulations/45-cfr-46/index.html. Accessed 06.01.21.
12. Waianae Coast Comprehensive Health Center. About Us. https://www.wcchc.com/. Updated 2020. Accessed 06.01.21.
13. Clark County, Washington. Public Health. https://www.clark.wa.gov/public-health. Updated 2020. Accessed 06.01.21.
14. Clark County, Washington. Harm Reduction Syringe Services Program. https://www.clark.wa.gov/public-health/harm-reduction-syringe-services-program. Updated 2020. Accessed 06.01.21.
15. Hill H, Johnson B, Jader L, et al. Quality improvement measures for increasing the colorectal cancer screening rates at a community health center. *JAOA*. 2015;115(12):e20–e24.
16. Ramirez AJ, Graham J, Richards MA, Cull A, Gregory WM. Mental health of hospital consultants: the effects of stress and satisfaction at work. *Lancet*. 1996;347(9003):724–728.
17. Schrijver I. Pathology in the medical profession? Taking the pulse of physician wellness and burnout. *Arch Pathol Lab Med*. 2016;140(9):976–982.
18. Hood CM, Gennuso KP, Swain GR, Catlin BB. County health rankings: relationships between determinant factors and health outcomes. *Am J Prev Med*. 2016;50(2):129–135.

19. Kumar S. Burnout and doctors: prevalence, prevention and intervention. *Healthcare*. 2016;4(3):37.

20. Dyrbye LN, Shanafelt TD, Sinsky CA, et al. Burnout among health care professionals: a call to explore and address this underrecognized threat to safe, high-quality care. Discussion paper: National Academy of Medicine. https://nam.edu/burnout-among-health-care-professionals-a-call-to-explore-and-address-this-underrecognized-threat-to-safe-high-quality-care/. Published July 5, 2017. Accessed 06.01.21.

21. Lewis JH, Whelihan K, Roy D. Teaching students to identify and document social determinants of health. *Adv Med Educ Pract*. 2019;10:653–665.

22. Lewis JH, Whelihan K, Navarro I, Boyle KR. SDH Card Study Implementation Team Community health center provider ability to identify, treat and account for the social determinants of health: a card study. *BMC Fam Prac*. 2016;17(1):121.

23. Lewis JH, Lage OG, Grant BK, et al. Addressing the social determinants of health in undergraduate medical education curricula: a survey report. *Adv Med Educ Pract*. 2020;2020(11):369–377.

24. Linzer M, Visser MR, Oort FJ, et al. Predicting and preventing physician burnout: results from the United States and the Netherlands. *Am J Med*. 2001;111(2):170–175.

25. Cooper CL, Rout U, Faragher B. Mental health, job satisfaction, and job stress among general practitioners. *BMJ*. 1989;298(6670):366–370.

26. Patel UK, Zhang MH, Patel K, et al. Recommended strategies for physician burnout, a well-recognized escalating global crisis among neurologists. *J Clin Neurol*. 2020;16(2):191–201.

27. Odom Walker K, Ryan G, Ramey R, et al. Recruiting and retaining primary care physicians in urban underserved communities: the importance of having a mission to serve. *Am J Public Health*. 2010;100(11):2168–2175.

28. National Assocation of Community Health Centers. Clinical Initiatives. https://www.nachc.org/clinical-matters/current-projects/. Updated 2020. Accessed 06.01.21.

第 3 部分

实　施

第 3 部分探讨启动和维护一个增值医学教育项目的具体步骤。该部分采用科恩（Kern）的课程开发方法和科特（Kotter）的变革管理框架，为建立一个增值角色项目提供了一个总体方法，从最初的想法到已建立项目的持续评估和反馈。本部分各章涵盖了项目开发的持续过程，从最初的愿景和规划阶段到维持和发展的巩固阶段。本部分的第 1 章讨论了识别问题和建立紧迫感，进行需求评估和形成指导联盟，以及制定学习目标和共享愿景与战略。接下来的一章探讨了如何传达变革愿景，激发行动并克服实施中的障碍，获得短期胜利，巩固成效并启动反馈和评估，以及在巩固文化变革的同时继续评估和反馈。

第 11 章

愿景和规划角色增值

Suzanne Minor，Gregory W. Schneider，Jed D. Gonzalo

学习目标

1. 回顾医学教育三支柱模式概念的演变。
2. 总结科特（Kotter）的八阶段变革模型。
3. 总结科恩（Kern）的课程开发六步法。
4. 使用科特的模型和科恩的方法规划医学教育课程，让学生通过角色增值进行体验式学习。

提纲

本章提要

在新出现的院校医学教育三支柱框架中，卫生系统科学与基础科学、临床科学结合共同作为学习的基础，这有可能显著改变新医生（new physicians）的培养。寻找一种使人们能够以临床科学和基础科学相当的活力和探究参与到卫生系统科学中的方法，似乎是一项挑战。经过合适的设想和规划后的增值医学教育有能力应对这一挑战。这种教育涉及学生在实践环境中的体验角色，这些实践环境有可能对个体和群体的健康结局、照护成本或卫生系统内的其他过程产生积极影响，同时还会增强学生在临床或基础科学方面的知识、态度和技能。科特的变革管理框架和科恩的课程开发六步法提供了帮助学习者创造增值角色的一个视角，该方法能够帮助他们真正为患者照护做出贡献，同时也能够帮助学习者通过体验发现与学习卫生系统科学的原理。科恩和科特框架的前三个步骤为医学教育的彻底变革奠定了基础，为学生提供了增值角色的学习机会。

引言

亚伯拉罕·弗莱克斯纳在 1910 年题为"美国和加拿大的医学教育"的报告中提出了一个医学教育框架，包括 2 年基础科学和

2 年临床培训,这种临床培训以科学探究和发现为基础,而不是以传统和实践为基础[1]。弗莱克斯纳的两支柱模型在 20 世纪提高了医学院的水平,但临床医生提供照护的环境现在已经发生了显著变化。面对这一变化,也必须发展临床医生的技能[1]。当前,我们的医学教育系统面临的挑战包括对医生的非临床角色了解不足,以及对在复杂的医疗保健系统中高效团队提供照护所需的技能关注不够[1]。

2010 年出版的《医生的培养:呼吁医学院和住院医师改革》一书介绍了弗莱克斯纳建议后的最新进展,根据教育、倡导、创新、调查和管理团队能力的需要,提出了加强医学教育的建议[1]。为了实现这一目标,我们坚持认为,为了让学生做好准备并整合这些角色和技能,他们在基础科学、临床科学和卫生系统科学方面的学习应与其临床经验相结合[1]。学习者应该有机会体验医生更广泛的专业角色,例如教育者、倡导者和研究者;跨专业团队合作应纳入医学教育课程之中;学习者应该真正参与到研究、创新和改善照护当中[1]。

新出现的院校医学教育三支柱框架进一步促进了这种整合,其中,卫生系统科学与基础科学和临床科学相结合,成为一个以同样的活力和探究进行研究的领域[2-3]。卫生系统科学是关于如何提供医疗保健的研究、卫生保健专业人员如何共同努力提供医疗服务,以及卫生系统如何改善患者照护和卫生保健服务的一门科学[3]。医学教育的第三个支柱包括卫生保健政策、卫生系统改进、群体健康、跨专业团队合作以及健康的行为和社会决定因素[2-3]。本章讨论学生如何在学习卫生系统科学的同时参与增值医学教育。

正如本书前面以及宾夕法尼亚州立大学医学院 Jed Gonzalo 等所定义的那样:"增值医学教育涉及学生在实践环境中的体验角色,这些角色有可能对患者和群体的健康结局、照护成本或卫生系统内的其他过程产生积极影响,同时还能提高学生在临床或卫生系统科学方面的知识、态度和技能"[4]。学生完全有能力为卫生系统增加价值,因为他们有时间、掌握相关技术技能和具备新的视野[5]。学生为卫生系统带来了初学者的思维和新的视野,通过讨论、分析和改进,他们的提问可能有利于团队合作和患者照护[5]。

初级保健见习作为医学生临床学习的主要内容,面临时间限制、生产力需求、对有限数量的培训地点的竞争、医生对自己成为好的教师的担忧,以及医生的倦怠和过时的实践模式等问题,它们一直难以保持高质量的临床培训[6-7]。努力以有用和实境的方式将学生融入临床工作是解决以上问题的一种策略[6]。诸如药物核对、患者教育、抽血和接种疫苗都是临床照护中可能发挥增值作用的例子,学习者为临床环境带来价值,同时真正为患者照护做出贡献[8-9]。通过为学生寻找创造性和创新性的方法来为门诊照护增加价值,教师可能会认为这种教学更加可取,因为这种方法可以减少教学所需的时间投入,同时帮助学生以更积极和投入的方式学习[8]。

另一个机会是在课程中添加质量改进项目[10]。与急诊科医生一起从头到尾执行质量改进项目可以提供独特的增值学习体验,学生们感到自己有能力做出积极的改变,并感到自己能够像同事一样工作,同时学生也在学习数据收集、批判性分析和学术写作等关键研究技能[10]。学生希望做出真正的贡献并成为团队的重要成员。

在制定医学教育课程和学习策略时,许多医学教育工作者使用科恩的课程开发 6 个步骤[11]。临床教育联盟的《见习主任指南》鼓励见习主任思考确保成功和持久的改进工作所需的变革性的管理,因为医疗保健系统的变革需要了解每个系统内的流程、背景、文化、人员和技术[12]。科特提供了可用于成功变革管理的 8 个步骤[13]。这两个模型相结合，提供了一个实质性框架来构建医学教育规划，其中，医学生在卫生系统科学中扮演增值角色[2]。本章我们通过科恩和科特框架的视角重点关注卫生系统科学，以发展医学教育中的增值角色（图 11.1）。

科恩的课程开发法

科恩的课程开发六步法认为，医学教育课程应与医疗保健需求联系在一起[11]。该方法源于四个关键信念：①教育计划应有宗旨或目标；②医学教育者在专业和道德上有义务满足学习者、患者和社会的需求；③医学教育者应对其干预的结果负责；④课程开发的逻辑、系统方法将有助于实现这种问责制[11]。图 11.2 概述了课程开发的 6 个步骤。它们包括问题识别和一般需求评估、有针对性的需求评估、目的和目标、教育策略、实施以及评估和反馈[11]。这些步骤不需要按顺序发生，而更有可能以动态、交互的过程开展[11]。此外，课程开发永远不会真正结束。相反，课程应该根据资源、学习者和技能的评估和变化不断完善[11]。

科特的变革管理框架

科特的变革管理框架描述了在组织中实现任何规模的成功变革的 8 个步骤。图 11.2 概述了这 8 个步骤，分别是：①形成紧迫感；②创建指导联盟；③制定愿景和战略；④传达变革愿景；⑤授权广泛的人群采取行动；⑥产生短期成果；⑦巩固成效并产生更多变革；⑧将新方法制度化到文化中[13]。前 4 个步骤为形成组织中备受追捧的文化变革奠定了基础。第 5 步、第 6 步和第 7 步是变革管理中的行动步骤，其中引入了新的实践，第 8 步将新的变革巩固到组织的文化中[13]。与科恩的 6 个步骤的非线性的性质相反，科特指出变革管理必须通过 8 个连续的、线性的阶段进行，并且"在没有坚实基础的情况下，哪怕是跳过一步或走得太远，也几乎总是会产生问题"[13]。科特还强调，有效的变革管理依赖于领导力而不是管理技能，并将领导力定义为一组创建组织或使组织适应显著变化的环境的过程[13]。因此，该框架可用于改变这个变革时代的医学教育文化，以将卫生系统科学原则纳入医学教育的核心原则。

愿景和规划

今天的医生必须学习卫生系统科学的原理，就像学习基础科学和临床科学一样。科特的变革管理框架和科恩的课程开发六步法为我们提供了看待卫生系统科学的视角，以便为学习者创造增值角色，真正为患者照护做出贡献，同时也以体验方式发现卫生系统科学的原则。我们结合了科恩和科特框架的前三个步骤，为医学教育的革命性变革奠定了基础，给学生提供增值角色的学习机会。我们的第一步将科恩确定问题的第一步与科特关于形成紧迫感的建议结合在一起。第二步将科恩进行需求评估的步骤与科特创建指

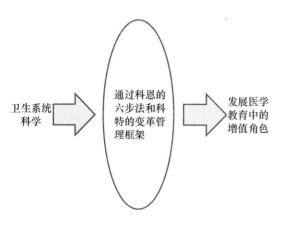

图 11.1　在本章中，我们将通过科恩的六步法和科特的变革管理框架来看待卫生系统科学，以在医学教育中发挥增值作用

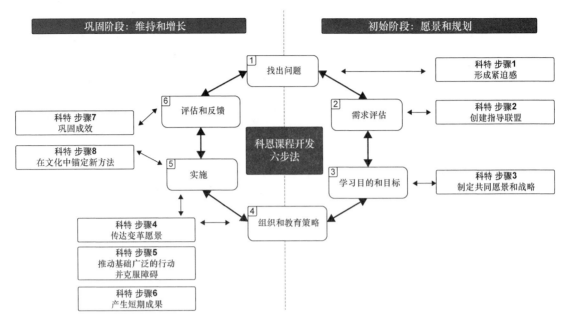

图 11.2　在医学教育和卫生系统之间建立新伙伴关系时课程开发和变革管理的综合概念框架　内部的圆角框展示了科恩的课程开发六步法；外框展示了科特变革管理模型中的 8 个步骤。初始阶段展示了医学教育-卫生系统伙伴关系的愿景和规划阶段，并使科恩的步骤 1～3 与科特的步骤 1～3 保持一致。巩固阶段反映了这些新伙伴关系的维持和发展，并使科恩的步骤 4～5 与科特的步骤 4～6 保持一致，使科恩的步骤 5～6 与科特的步骤 7～8 保持一致 [使用获得授权：Gonzalo JD，Lucey C，Wolpaw T，Chang A. Value-added clinical systems learning roles for medical students that transform education and health：a guide for building partnerships between medical schools and health systems. *Acad Med.* 2017；92（5）：602-607.]

导联盟的建议相结合。第三步融合了科恩确定学习目标的步骤与科特制定共同愿景和策略的建议。快速变化的医疗保健环境要求医生能够胜任手头的任务，准备好胜任各种新技能。科特的变革管理过程对于这种变化的教学系统特别适用且有用；在稳定、一致的环境中，对变革管理技能的需要较少[13]。科恩的模型使医学教育工作者能够快速响应不断变化的动态环境[11]。总之，这两个模型的前三个步骤为教育工作者的重大文化转变奠定了基础，这些教育工作者具有将卫生系统科学整合到医学教育中所需的愿景和规划。

步骤 1：建立紧迫感并识别问题

第一步问题识别是课程开发的基础，所有其他步骤都取决于对问题的清晰理解[11]。步骤 1 也至关重要，因为它支持课程的普遍性并为该课程提供支持[11]。同样，科特变革管理模型的步骤 1——形成紧迫感是基础，因为没有紧迫感，转型就不太可能成功。如果没有一些令人信服的理由，利益相关者可能不愿意接受变革所需的牺牲、合作和主动性[13]。通过成为已确定需求领域的专家，医学教育者将能够更好地创建和传达课程改革的紧迫感[13]。

那么，让我们对这个初始步骤进行分析。这里有什么问题？我们为什么要讨论医学教育中增值角色的需求？医疗保健政策措施、支付模式、医疗保健提供系统以及健康信息技术、数据和信息学的快速变化正在迅速改变美国医疗保健的提供和支付方式[3]。随着生产力需求的不断提高，学校面临着以下挑战：留下高素质的临床人员[2,6]；除了能够与患者沟通外，还要认真考虑诊断并确定最佳管理方案；今天的医生还必须了解每个患者所面对的复杂流程系统[3]。政府和系统领导者表示，医生没有充分掌握必要的卫生系统科学技能，以便在不断变化的医疗保健环境中实现最佳运作[2]。此外，医生还必须成为医疗保健变革的推动者，成为具有自我转变思维的医疗保健系统变革的合作者和领导者[3]。具有自我转变思维的人有能力调解冲突、审查和整合来自不同角度的意见、在情境中感知态势以及灵活应对变化和不确定性[3]。

学生了解卫生系统科学的需求是明确的，但体验式学习机会并不常见[2]。理想情况下，学生可以通过纵向、有意义的增值角色（例如患者导医员、健康教练和小组管理者）和相关任务直接了解卫生系统科学（例如进行药物核对、撰写出院后总结初稿、出院后给患者打电话以及为质量改进项目收集数据）[2]。除了了解卫生系统科学之外，还可以通过担任这些增值角色并执行这些任务，成为医疗保健团队的必要成员[3]。学生成为医疗保健团队的真正贡献者并深入了解跨专业医疗保健同事的角色和任务，不仅可以促进卫生系统科学学习，还可以促进专业发展[3]。

正如科恩确定问题的第一步需要采用学术方法来寻找所有必要的信息一样，科特建议启动质量工作的一种方法是向员工提供有关问题、潜在问题和潜在机会的信息[11, 13]。这篇完整的综述必须包括认证标准和当前的评价方法[11]。医学教育联络委员会认证标准的第七条标准规定，医学院教师应确保医学教育计划的核心课程使医学生做好在医疗保健团队中协作的准备，该团队包括来自以下国家的医疗专业人员[14]：美国医学院校协会于 2013 年创建的医师胜任力参考集合（physician competency reference set，PCRS）列出了在医师培训中使用的常见的学习者期望，其中包括卫生系统科学能力与基于系统的实践和跨专业协作相关[15]。医师胜任力参考集合的第六个领域强调学生应表现出对更大背景和医疗保健系统的认识和响应能力，并且应该培养学生有效地调用系统中的其他资源以提供最佳医疗保健的能力。第七个领域鼓励学习者展示以优化安全、有效、以患者和群体为中心的照护的方式参与跨专业团队的能力[15]。

此外，美国医学院校协会的置信职业行为（entrustable professional activities，EPAs）列出了 13 项重要任务，新来的实习生在实习第一天就对这些行为进行置信考查。其中一些涉及卫生系统科学相关技能：EPA8，给予或接受患者移交到过渡照护的责任；EPA9，作为跨专业团队的成员进行协作；EPA11，获得检查和（或）操作的知情同意；EPA13，识别系统故障并促进安全和改进文化[16]。

满足美国医学院校协会这些标准和置信职业行为的要求可能令人畏惧。在我们当前不断发展的医疗保健提供系统和环境中，看到这些认证要素以及缺乏卫生系统科学体验式学习机会，加剧了这种情况的紧迫性。在这一挑战中，学生可以通过发挥不可或缺的作用并提供增值照护，体验式学习卫生系统科学。

步骤 2：创建指导联盟并进行需求评估

在科恩课程开发模型的步骤 2 中，医学教育者进行有针对性的需求评估，以确定其特定学习者在其特定的学习环境中的特定需求[11]。例如，在当前课程中，学生在课堂和临床环境中已经在哪些地方学习了卫生系统科学？规划卫生系统科学课程的见习主任应了解学生在每次见习之前参加了哪些卫生系统科学相关课程[12]。教师还可以在学校课程数据库中搜索课程中的卫生系统科学主题，以进行横向和纵向整合[12]。

在此步骤中，利益相关者参与寻求解决

方案并解决步骤 1 中确定的问题的过程[11]。与参与方建立关系有助于协调资源、澄清问题和机遇、设定目标并提供见解[11]。除了通常考虑的利益相关者之外，在医学教育领域，学习者、课程或见习主任、项目主任、教师和认证机构考虑卫生系统科学学习需求时，还应包括医院和跨专业领导者。强大的指导联盟对于成功的变革管理至关重要，一个人无法维持这一过程[13]。理想情况下，这一指导联盟由适当的利益相关者组成，这些利益相关者之间具有足够的信任，对问题、目标、机会和变革承诺有共同的认识[13]。虽然没有人拥有决策或决策所需的全部数据以得到说服他人实施决策的时间和可信度，但利益相关者的指导联盟可以收集在不断变化的情况下做出适当、响应性决策所需的所有信息，同时还为变革过程贡献所需的时间和可信度[13]。这样的联盟还可以加快变革进程的实施，因为强大的利益相关者会投入并致力于关键决策[13]。

首先，与教育工作者和卫生系统领导者建立关系，然后启动关键性的对话，即可开始为指导联盟奠定基础[2]。这些对话应包括来自附属机构和社区合作伙伴的卫生系统领导者，如院长、首席执行官、首席质量官或首席运营官，并包括医学教育工作者，如教育或课程主任[2]。该咨询委员会还应包括来自不同专业和地点的成员[2]。应咨询的其他利益相关者包括患者和学习者[5]。医学教育工作者也应该与代理实习主任和负责将学生过渡到住院医师的教师以及核心专科的毕业后医学教育住院医师项目主任密切合作，以确保毕业生开始实习时就具备作为一名住院医师能够成功地进行卫生系统科学工作所需的知识、技能和态度[12]。由临床和卫生系统领导者组成的团队通过确定具体问题和解决策略、系统需求和共同愿景，为这些卫生系统内的教育计划的设计做出贡献[2]。

步骤 3：制定共同愿景和策略并确定学习目的和目标

在科恩课程开发框架的第三步中，重点是设定广泛的目标和具体的可衡量的学习目标[11]。广泛的教育目标传达了课程的总体目的，同时也作为选择具体学习活动和评价的标准[11]。征求学习者、课程内容专家、跨专业团队成员和卫生系统领导者等利益相关者的意见，确保具体的卫生系统科学学习目标得到正确传达[11]。在编写学习目标时找到平衡点很重要，这样它们就不会显得过于夸张，也不会详尽到让人不知所措，但也不要简短到无法为人们提供明确的方向[11]。

广泛的目标为课程提供了理想的总体方向[11]。通过制定这些总体目标，教育工作者可以制定共同的愿景[13]。这些共同的目标应该既理智，又打动人心[13]。一个好的愿景可以阐明改变的方向，激励和指导人们朝这个方向前进[13]。

通过制定和沟通共同愿景和具体目标，医学教育领导者可以与卫生系统领导者进行有效的合作，通过增值角色教授卫生系统科学[2]。通过有效的团队合作，指导联盟会随着时间的推移修改共同愿景，使其保持理想的状态、可行、重点突出、灵活且可传达[13]。虽然本章的目标是讨论如何规划课程，让学生体验式学习卫生系统科学，但课程规划可能不是每个附属机构或卫生系统共同愿景的一部分。指导联盟可以将普遍的理想定制为更加个性化的愿景，使每个地点及其文化更有意义。如果总体愿景是让学员更好地了解提供医疗保健的各种方式、患者如何接受照护以及卫生系统如何运作，那么这个想法如何作为特定站点的共同愿景发挥作用？

医学教育广泛目标的一个例子可以在家庭医学教师协会的国家见习课程中找到[17]。该课程首先规定，家庭医学见习的首要目的是提供与以下方面相关的基础知识和技能获取[17]，然后，报告列出了学生在家庭医学见习结束时应能够达到的 6 个学习目标。其中之一与卫生系统科学相关：学生应该能够讨论家庭医生在任何医疗保健系统中的关键作用[17]。基于理解家庭医生的角色这一广泛目标，更具体的学习目标可以帮助学生了解到，与非初级保健的卫生系统相比，基于初级保健的卫生系统具有更好的医疗效果、更低的医疗成本，并可改善医疗服务和缩小健康差距[17]。

COVID-19 大流行期间的增值示例

COVID-19 大流行期间有许多例子说明了医学生在直接学习卫生系统科学的同时可以承担增值角色的责任[18]。在 COVID-19 大流行的早期阶段，美国医学院校协会建议医学生不要参与直接与患者接触的活动，以保护学生的安全并应对个人防护设备的缺乏[19-20]。医学教育工作者和学生迅速改变了他们的日常任务，以应对这一大流行的要求，学生们纷纷采取行动深入了解卫生系统科学的角色和任务，并了解卫生系统科学，同时为满足大流行对医疗保健系统提出的要求做出了巨大贡献。

例如，科罗拉多大学医学院的学生在呼叫中心工作，回答有关人们的症状问题以及何时接受检查或去医院的问题[21]。在佛罗里达国际大学赫伯特韦特海姆医学院，医学院的学生分成两人一组工作，每天给在酒店房间隔离的无家可归患者打电话，检查他们的症状，必要时帮助他们转诊至医生或医院[22]。在明尼苏达大学，教师为三年级和四年级学生在医疗重症监护病房轮转期间设计了课程，以帮助卫生系统更好地应对 COVID-19 大流行[23]。学生利用分诊方案来协助患者安置、审查患者数据并起草详细摘要供医生和其他卫生专业人员审查和批准，以便帮助转院和出院[23]。通过撰写转院和出院摘要的手稿，学生帮助医生减少了花在这项必要任务上的时间[23]。医学生还与药学生在核对出院药物、对账和寻找有关 COVID-19 治疗药物文献方面进行合作[23]。

宾夕法尼亚州立大学医学院的感染者追踪工作组提供了在发挥增值角色的同时体验式学习卫生系统科学的另一个例子[24]。该工作组的共同愿景是通过以下方式减轻 COVID-19 对社区的影响：感染者追踪的具体策略、引导新的感染追踪者，以及识别愿意捐献含有抗体的血浆的新冠肺炎康复患者，这些策略用于对住院的新冠肺炎患者的可能治疗方案的探究[24]。学生还为被隔离的个人识别和共享资源，以解决一些患者居家隔离期间在获取东西或药物时可能面临的问题[24]。领导该工作组的是医学和公共卫生科学教授 Chris Sciamanna 博士，他指出，该工作组的创建有可能有助于健康照护系统，并为学生提供学习关键概念的体验机会，例如团队合作、专业间协作和健康的社会决定因素[24]。

课程的快速发展展示了医学生如何在紧急时刻有效地为卫生系统带来价值，同时学习重要的基础技能，这将进一步有助于培养他们成为全面的医生，对医学教育的三大支柱有深刻的意义。虽然本章的重点是随着时间的推移进行深思熟虑的规划，以便促进教师的持续参与和指导，同时为学生提供重要的学习，但这些内容与 COVID-19 相关的例子表明，为了应对不断变化的健康状况，卫生系统科学中的增值角色可能会迅速发挥作用。通过愿景和规划，这些努力已得到迅速实施，使卫生系统和医学生受益，最重要的是使患者也受益。

结论

医学生将卫生系统科学作为学习的基础领域，与学习基础科学和临床科学具有同等的重要性，这一点至关重要。通过利用增值医学教育，学生可以在实践环境中获得经验知识，学生可以对患者个体和群体的健康结果、照护成本以及卫生系统内的其他流程产生积极影响。科特的变革管理框架和科恩的课程开发六步法提供了一个视角，帮助学习者创造增值角色，为患者照护做出真正的贡献；同时也通过体验，发现与学习卫生系统科学的原理。下一章将继续探索利用科恩和科特的框架来改变医学教育，为学生提供增值角色的学习机会。

核心要点

在新出现的院校医学教育三支柱框架中，卫生系统科学与基础和临床科学相结合，共同作为学习的基础领域，有可能显著改变新医生的培养。

经过合适的愿景和规划的增值医学教育有能力应对挑战，找到与基础科学和临床科学相当的活力及参与到卫生系统科学中的方法。

增值教育涉及学生在实境环境中的体验角色，这些角色有可能对患者和群体的健康结局、照护成本或卫生系统内的其他流程产生积极影响，同时还会增强学生在临床或基础科学方面的知识、态度和技能。

科特的变革管理框架和科恩的课程开发六步法提供了帮助学习者创造增值角色的一个视角，使他们真正为患者照护做出贡献，同时也通过经验学习卫生系统科学的原理。

进一步思考的问题

1. 什么是卫生系统科学？为什么这是未来医生学习的重要主题？

2. 卫生系统科学中的增值作用如何增强患者照护？

3. 如何将科特的变革管理和科恩的课程

开发步骤应用于课程，包括卫生系统科学中的增值作用？

参考文献

1. Cooke M, Irby DM, O'Brien BC. *Educating Physicians: A Call for Reform of Medical School and Residency.* San Francisco, CA: Jossey-Bass; 2010.
2. Gonzalo JD, Lucey C, Wolpaw T, Chang A. Value-added clinical systems learning roles for medical students that transform education and health: a guide for building partnerships between medical schools and health systems. *Acad Med.* 2017;92(5):602–607.
3. Skochelak SE, Hawkins RE, Lawson LE, Starr SR, Borkan JM, Gonzalo JD. *Health Systems Science.* Philadelphia, PA: Elsevier; 2017.
4. Gonzalo JD, Thompson BM, Haidet P, Mann K, Wolpaw DR. A constructive reframing of student roles and systems learning in medical education using a communities of practice lens. *Acad Med.* 2017;92(12):1687–1694.
5. Gonzalo JD, Dekhtyar M, Hawkins RE, Wolpaw DR. How can medical students add value? Identifying roles, barriers, and strategies to advance the value of undergraduate medical education to patient care and the health system. *Acad Med.* 2017;92(9):1294–1301.
6. Society of Teachers of Family Medicine. Report on the Summit to Address the Shortage of High Quality Primary Care Community Preceptors. https://www.stfm.org/media/1358/precepting-summit-executive-summary.pdf. Published 2016. Accessed January 12, 2021.
7. Minor S, Huffman M, Lewis P, Kost A, Prunuske J. The CoPPRR Study: community preceptor perspectives about recruitment and retention. *Fam Med.* 2019;51(5):389–398. https://journals.stfm.org/familymedicine/2019/may/minor-2018-0358/. Accessed January 12, 2021.
8. Society of Teachers of Family Medicine Medical Student Education Committee. Strategies to Ensure That Students Add Value in Outpatient Clinics. https://stfm.org/media/1348/studentsasaddedvalue2018.pdf. Published 2018. Accessed January 12, 2021.
9. Graziano SC, McKenzie ML, Abbott JF, et al. Barriers and Strategies to Engaging Our Community-Based Preceptors. *Teach Learn Med.* 2018;30(4):444–450.
10. Pandian HS, Iyer PS, Bhangra JK, Nijhawan A. Introducing medical student-led quality improvement projects as a value-added learning opportunity in the emergency department. *AEM Educ Train.* 2019;3(3):301–302.
11. Kern DE, Thomas PA, Hughes MT. *Curriculum Development for Medical Education: A Six-Step Approach.* 3rd ed. Baltimore, MD: Johns Hopkins University Press; 2016.
12. Morgenstern BZ. *Alliance for Clinical Education Guidebook for Clerkship Directors.* 5th ed. North Syracuse, NY: Gegensatz Press; 2019.
13. Kotter JP. *Leading Change.* Boston, MA: Harvard Business Review Press; 2012.
14. Liaison Committee on Medical Education. Functions and Structure of a Medical School: Standards for Accreditation of Medical Education Programs Leading to the M.D. Degree. https://lcme.org/wp-content/uploads/filebase/standards/2020-21_Functions-and-Structure_2020-11-2.docx. Published March 2020. Accessed June 20, 2020.
15. Association of American Medical Colleges. CI Physician Competency Reference Set (PCRS). https://www.aamc.org/what-we-do/mission-areas/medical-education/curriculum-inventory/establish-your-ci/physician-competency-

reference-set. Published 2013. Accessed January 12, 2021.

16. Association of American Medical Colleges. Core Entrustable Professional Activities for Entering Residency: Curriculum Developer's Guide. https://store.aamc.org/downloadable/download/sample/sample_id/63/%20. Published 2014. Accessed January 12, 2021.

17. Society of Teachers of Family Medicine. National Clerkship Curriculum, 2nd edition. https://www.stfm.org/media/1828/ncc_2018edition.pdf. Published 2018. Accessed January 12, 2021.

18. Long N, Wolpaw DR, Boothe D, et al. Contributions of health professions students to health system needs during the COVID-19 pandemic. *Acad Med.* 2020;95(11):1679–1686. https://doi.org/10.1097/acm.0000000000003611.

19. Association of American Medical Colleges. Important Guidance for Medical Students on Clinical Rotations During the Coronavirus (COVID-19) Outbreak. https://www.aamc.org/news-insights/press-releases/important-guidance-medical-students-clinical-rotations-during-coronavirus-covid-19-outbreak. Published March 17, 2020. Accessed January 12, 2021.

20. Association of American Medical Colleges. Guidance on Medical Students' Participation in Direct In-Patient Contact Activities. https://www.aamc.org/system/files/2020-04/meded-April-14-Guidance-on-Medical-Students-Participation-in-Direct-Patient-Contact-Activities.pdf. Published April 14, 2020. Accessed January 12, 2021.

21. Krieger P, Goodnough A. Medical Students, Sidelined for Now, Find New Ways to Fight Coronavirus. *New York Times.* March 23, 2020. https://www.nytimes.com/2020/03/23/health/medical-students-coronavirus.html Accessed January 12, 2021.

22. Varela I. Medical Students Are Helping the Homeless in Quarantine Survive the Virus, Isolation. *FIU News.* June 16, 2020. https://news.fiu.edu/2020/how-fiu-medical-students-are-helping-the-homeless-in-quarantine-survive-the-virus-and-isolation. Accessed January 12, 2021.

23. Atkins K. New Curriculum Equips U of M Medical Students to Support COVID-19 Efforts. *University of Minnesota News and Events.* April 3, 2020. https://med.umn.edu/news-events/new-curriculum-equips-u-m-medical-students-support-covid-19-efforts. Accessed January 12, 2021.

24. Koetter P, Pelton M, Gonzalo J, et al. Implementation and process of a COVID-19 contact tracing initiative: leveraging health professional students to extend the workforce during a pandemic. *Am J Infect Control.* 2020;48(12):1451–1456. https://doi.org/10.1016/j.ajic.2020.08.012.

第 12 章

启动和维持角色增值

Carol A. Terregino，Deborah Ziring，Rosalyn Maben-Feaster，Maya Hammoud

学习目标

1. 确定开发增值系统学习角色的实用方法，以满足课程目标和进一步的卫生系统优先事项。
2. 讨论使用变革管理策略以形成支持和激发行动的重要性。
3. 列出在实施过程中能够克服障碍和增强学习者增值角色的具体策略。

提纲

本章提要

　　本章探讨了创造增值临床角色方案的实施办法。我们概述了满足教育和卫生系统目标的方案要素、获得利益相关者的支持和激励行动的变革管理策略，以及一些克服障碍和增强学习者能力的实用策略。我们在考量了成功的伙伴关系的特征、从新的伙伴关系中吸取的经验教训，以及克服医学教育机构和卫生系统变革阻力的战略后，总结了切实可行的需要考虑的因素。

引言

　　作为负责任的医学教育工作者和卫生系统领导者，我们必须提供学习机会，"以帮助学生掌握知识，进行批判性推理并且拥有道德操守，使得他们有能力参与以患者和群体为中心的卫生系统，成为服务当地和与全球互联的成员"[1]。为了让我们的学习者和教育他们的机构承担这种对群体健康结局的责任，需要让医学生从仅进行技能练习、参与服务性学习或在学生经营的诊所中担任

"医生"的观察者的传统角色转变为那些为卫生系统和他们所服务的人群增加价值的人[2]。医学教育工作者和卫生系统领导者必须转变为合作伙伴和合作者的角色，这种转变将与他们未来的成功密不可分。增值临床系统学习角色可以使我们离这个目标更近一步。我们需要重新设计医学教育者和卫生系统的角色，这一过程从建立开放的沟通渠道、共同的优先事项、目标设定以及应对挑战开始。

理论框架

理论

Gonzalo 等[3]设计了一种模型，该模型以科恩的课程开发方法[4]和科特的组织变革方法[5]为框架，使医学生做好"系统准备"并积极改善患者的健康。这些看似不同方法的融合为我们打破现状提供了一个可管理的框架，以帮助我们实现所寻求的目标。科特的第 4 步和第 5 步——变革愿景的沟通、克服障碍和授权行动——以及科恩的第 4 步——组织和教育战略——需要对愿景进行深思熟虑的说明，以让利益相关者参与到医学教育和临床角色当中。这一愿景应涉及卫生系统领导层，并鼓励临床医生和医学教育工作者确定共同目标，同时共同制定一项行动计划，以预测面临的挑战以及包含持续质量改进的机制。这种方法需要自上而下、自下而上和跨实体的领导。相互尊重和建立共同目标的重要性不亚于发展治疗联盟、共同构建病史或患者照护的共同决策。传达这一变革愿景需要清楚地阐明"增值，通过什么手段、什么指标、为谁确定"的含义。

卫生系统 / 教育 / 社区伙伴关系和系统思考增值角色的文献综述

在毕业后医学教育认证委员会的临床学

习环境审查的推动下，毕业后医学教育较早地开始使用增值角色的概念[6]，这为评估教育与进行学习的卫生系统的交叉点提供了一个视角。在实践中，尽管住院医师是有偿的劳动力，但主流的模式是卫生系统和医学教育作为两个平行的实体独立追求质量改进和患者安全。Gupta 和 Arora[7]描述了四个过程，通过这些过程可以实现教育和卫生系统之间的协同作用：优先事项的一致性、数据驱动决策、医院工作人员和学习者参与联合项目，以及对一致性的问责和激励。

对于院校医学教育而言，已有文献证明了医学生在服务性学习社区中进行合作体验后的多种"学习"好处。对医学教育中服务性学习的系统回顾强调了其对学生在获得技能方面的帮助：领导力、沟通、自信和效率，以及对健康的社会决定因素的理解。然而，它也承认，为了确保服务性学习的"互惠性"，需要对社区结果进行严格的研究[8]。最近的观点强调，需要制定整体方法评估学生对卫生系统改善的贡献[9]。

克服医学教育和卫生系统阻力的文献综述

Wartman 在引人注目的 2019 年评论中提供了切实可行的指导方针，以解决课程改革中的变革阻力。机构必须自问：我们"目前是否正在教育学生成为 21 世纪最有效的实践者？"[10]他呼吁"通过在一个持续的反馈循环中，创造教育与研究和患者照护之间的良性循环，利用可能产生的战略协同作用"，并指出"在许多机构中，这些联系没有得到充分的优先考虑，导致医学院无法借助这种有力的动力以定期提高其他机构的表现"。同样，卫生系统也没有利用学术伙伴关系来推进共同目标的形成并为 21 世纪的劳动力做好准备。由于未能与我们的卫生系统同行合作，教育计划失败的例子数不胜数。为了使伙伴关系能够成功地重新构想和实施变革，每个实体都必须在变革管理的流程中受到激励。为医学教育工作者确定的务实方法[11]适用于教育与卫生系统的伙伴关系，包括确定利益相关者的优先次序以及密切监测组织环境和变革准备的情况。

一组医学教育专家确定了医学生从学生到教职员工到卫生系统的过程中实施基于增值角色的潜在阻力。他们提出了克服当前卫生系统设计障碍的策略，包括教育和卫生系统使命和价值观的一致性，与卫生系统在支持团队、连续性和关系建立的照护模式上的合作，以及向所有利益相关者广泛传播新的教育和卫生系统目标[2]。即使我们都可以向学习者阐明益处，并致力于实现三重目标，如果我们不在教育工作者、卫生系统提供者和领导者以及我们的学习者之间建立关系并保持沟通渠道畅通，那么我们的初心不管有多好，都会失败。

项目开发：伙伴关系

几个医学院成功地与卫生系统和社区结成了伙伴关系，发展了增值作用。高度成功的伙伴关系的形成，需要有一个详细的计划，该计划包含了传达愿景的明确步骤、克服障碍和授权行动的大纲以及制定机构和教育战略的手段。

讨论变革愿景

在领导变革中，科特认为有效沟通愿景的关键要素包括简单性、说明性信息、在多个论坛中的讨论、重复、领导的角色构建、对不一致的解释和双向沟通。遵守这些原则可以确保每个参与者（学习者、医学教育者、卫生保健工作者、卫生系统领导）都可以描述愿景，并将其应用于支持其成功所需的活动中。

案例

在密歇根大学医学院（University of Michigan Medical School，UMMS），大学领导者对一个由卫生系统科学（HSS）内容领域专家组成的多学科工作组提出了一项有挑战的任务，该任务是设计将卫生系统科学融入现有的医学教育课程的框架。医学教育办公室于 2017 年任命了一名卫生系统科学课程的负责人，以帮助执行这项任务。其指导愿景是，所有的密歇根大学医学院毕业生将能够与卫生系统科学一起实践基础科学和临床科学相结合的医学，从而为患者和所有人群带来积极的变化。这一愿景将通过在所有 4 年的时间里无缝集成到现有课程体系的一个有凝聚力的卫生系统科学课程中来实现。这一愿景的执行需要广泛的沟通，因为医学教育传统上是孤立的，卫生系统科学领域的内容也没有得到重视。卫生系统科学课程的领导者有必要定期与其他纵向课程领导者、临床前课程领导者、见习主任和专业发展年主任会面，以解释这一愿景、获取反馈并建立协作关系。此外，为了促进这些领域内教育活动的执行，我们与患者安全和质量部门的卫生系统领导者进行了定期的双向沟通。卫生系统科学课程负责人还会见了与卫生系统科学课程内容领域重叠的各个学生团体和学生会代表，以确保所有利益相关者都了解愿景并征求反馈。所有这些会议都有助于在愿景背后建立一个联盟。

通过创建清晰一致的愿景并建立这些关系，密歇根大学医学院能够确保所开展的教育工作与卫生系统的目标和举措保持一致。这一过程中产生的一个增值临床学习角色是卫生系统科学 A3 项目，该项目由所有三年级医学生完成。学生在第三年开始时被分成小组，并与密歇根医学质量部门的老师合作。通过这个团队项目，学生研究他们在密歇根医学培训期间发现的医疗保健系统问题或差距，了解如何以实际方式应用基础质量手段改进知识。在每个小组中，学生学习如何适当地确定问题范围、描述当前情况、对问题进行根本原因分析并制定行动计划。发展教育角色以进一步实现医疗保健系统目标的工作正在进行中，伴随利益相关者的参与并致力于成功，它将前景广阔。

克服障碍并且赋权行动

围绕愿景建立一致性并不足以促进成功。科特认为，还必须授权相关人员进行变革以适应愿景[4]。这涉及解决成功的障碍，这些障碍可能以结构、技能、系统和领导力的形式出现。

领导者必须促进学生以及那些将在新角色中与他们互动的人获得技能。此外，他们必须预见到结构性或系统性的障碍，并制定解决计划，包括在需要新资金来实现愿景时为教育和卫生系统领导力创建一个事业案例。通过深思熟虑地为学生创造这些新角色所需的技能、结构、系统和领导力，他们将能够帮助相关人员更有效地执行愿景。

案例

McDermott 等的示例[12]说明了当给学习者体验的设计以提供框架和便利的支持时，学习者如何履行增值角色。他们描述了宾夕法尼亚州立大学医学院为期 9 个月的卫生系统科学课程，该课程于 2014 年开始，其中包括患者导医员角色作为课程的组成部分。在本课程中，学生将融入机构内现有的临床站点，并在该站点分配到一名教师导师。作者描述了学生能够成功担任增值角色的三个案例。在每种情况下，学生都能够与现场的教师合作，识别和减轻与健康社会决定因素相关的问题，以便对患者产生积极影响。这些案例强调了在实际经历中充分领导和支持的重要性，因为成功似乎与教师导师和学生之间的关系直接相关。

识别增值作用和新伙伴关系的机会

当教育领导者考虑变革和创新的想法以在其机构中实现增值角色时，他们应该设计一个选项清单，将其他机构的想法与成功的项目、其他地方完成的项目的改编相结合，或与全新的想法相结合。当新的想法被想象出来时，它们会不可避免地受到技术和时代的限制。例如，如果没有互联网，iPhone 的出现是难以想象的，也不会成功。一旦互联网可用，移动电话技术就会不断改进和创新，最终实现我们"智能"手机的当前功能，包括 GPS、互联网搜索和其他功能。科学家斯图尔特·考夫曼（Stuart Kauffman）提出了这一理论，即"邻近的可能"[13]。它是指一种靠近当前事物状态边缘的影子未来。它帮助我们想象如何利用当前可用的工具和技能重塑当下。随着渐进的进展，洞察力的出现会促进发现过程，产生新的洞察力和可能性。反过来，这又开辟了利用不同组合的新的可能性。史蒂文·约翰逊（Steven Johnson）在他的《好创意从何而来》一书中指出[14]，创新的秘诀是将这些零碎的东西结合起来，创造出新的东西，放大邻近可能性的概念。

在考虑如何添加增值角色计划时，相邻的可能概念有助于评估考虑到学校特定环境中的机会和限制的可能性。尽管其他机构可能已经成功实施了一项计划，但在特定地点成功实施计划的可能性将取决于当地因素，包括特定环境中的态度、能力、文化和财政水平。在学校附近实施一个项目，目的是随着时间的推移而迭代，同时使其能够建立和发展，这有助于最初计划的成功实现。

制定机构和教育策略时做出的关键决策

在考虑为医学生设计和实施增值角色

时，教育工作者必须认真考虑几个关键性问题。这些决定，以及每个决定的利弊，对于成功启动此类计划至关重要。

首先，该计划是课程活动还是非课程活动？如果是课程，批准和实施将需要遵守所在机构的课程活动批准流程，并符合医学教育联络委员会的认证标准。课程目标、学时、学分、学生评价计划、必要的补救措施以及能力定位都必须像任何新课程一样进行深思熟虑。如果是非课程性的，学生需要受到监督，但该项目不会计入课程时间，并且管理和评价要求的限制性要少得多。然而，缺乏专门的课程时间已被发现是影响学生态度和参与的消极因素[15]。此外，该计划需要足够的空闲时间让学生充分参与。

其次，思考该计划将针对所有学生还是部分学生。如果是部分学生，那么是同一组中的一些学生，还是只包含一年级的学生？如果该计划的学习目标对所有学生来说都是必不可少的，而不是可选的，那么为学生将要扮演的增值角色做好准备以及发展准备对于成功至关重要。Gonzalo 等认为[16] 它必须适用于所有学生，而 Borkan 等[17] 则认为，更有限的方法的好处是减少实施时遇到的障碍和挑战。虽然两者都是正确的，但必须考虑当地情况和优先事项来确定最佳的启动方式。有强有力的论据认为，拥有共同的学生角色和经验，并在早期对患者照护做出有意义的贡献，对于专业身份的形成非常重要[18]。事实上，对一所学校关于卫生系统科学内容的定性研究发现，学生的参与度有限，因为这项工作与医生的传统专业身份不一致[19-20]。

最后，如果是课程，它应该是独立课程还是综合课程的一部分？作为独立课程，课程内容、考核方式、课程要求的设计和教学更容易控制。如果它是综合课程的一部分，那么仔细设计评价标准至关重要，否则学生可能能够通过知识考试的高表现以抵消其增值角色中的不良表现。这种方法可能会导致在与增值角色相关的领域缺乏胜任力，并限制学生的参与度，学生会优先准备高利害的知识考试。然而，整合使学生能够与其他课程组成部分建立联系，并支持增值角色的重要性。

学生在担任增值职务期间是否可以访问电子健康记录（EHR）是另一个关键性的决定。Gonzalo 等提出了一些其他切实的考虑因素：学习地点靠近医学院、邻里安全、跨专业照护团队的存在、现场导师的可用性、角色的真实性、目标人群以及数据和基础设施的可用性[3]。对基础设施的考虑应涵盖学习领域的物理空间使用和技术支持，例如对电子健康记录的访问。对 9 所医学院 2670 名医学生进行的一项横断面调查显示，超过 80% 的学生表示，作为团队的一员增加了他们参与这些增值角色的愿望[15]。由于医疗保健专业人员之间的大多数沟通都是通过电子健康记录，学生在电子健康记录中查看和记录使他们能够与团队沟通，验证他们对患者照护的贡献。获得学生扮演这些增值角色的医疗保健系统内的后勤和权限许可或许是这项计划的重大障碍，这一点必须与医疗系统的领导层进行讨论，以确保它们符合政策要求并满足有关文件的监管要求。

一旦教育领导层做出这些决定并确定实施的细节，则需要列出一份资源清单以及附带的物品清单，该清单的有用性在于它列出了之后会重新利用的工作人员、空间或其他事项。资源清单应包括已发现的任何问题和已进行的分析的摘要。它应概述对潜在选项的审查、所选计划的理由、运营计划的详细信息以及预计的资金需求。

在您所在的机构执行

经验教训

美国医学会（American Medical Association,

AMA）加速医学教育变革联盟中的医学院正处于为医学生提供增值角色的不同阶段。我们分享三个过程中发生的小插曲，这三个插曲强调了人员、运营和战略对项目最终成功的影响。

框 12.1　联盟学校：托马斯·杰斐逊大学西德尼·金梅尔医学院

人的重要性："第三次的魅力"

2017 年，托马斯·杰斐逊大学为 7 个杰斐逊临床中心的 275 名一年级医学生推出了增值角色计划。该计划的愿景是为教学课程中提供的卫生系统科学主题内容提供体验部分。目标是让学生与患者合作，以解决影响健康的潜在社会和环境因素。该计划将使学生有机会积极参与照护并反思有助于优化健康的系统和方法。该课程聘请了一名主任、一名教育协调员、一名社会工作者和四名社区卫生工作者。首任主任在杰斐逊大学获得了公共卫生硕士学位，并拥有丰富的社区外部服务经验和群体健康研究经验，所有其他员工都是新聘的。该团队努力组建了一个有凝聚力的组织，作为一个在 7 个不同临床环境中运作的学术事务团队，系统问题使情况变得更加复杂。学术领导层还低估了主任对临床工作流程的了解程度在一些研究中心成功实施的必要性。这次冲突导致学生被边缘化，2 个站点在最初几个月退出该计划。此外，由于这门课程的负责人不是医生，因此学生的认可程度有所欠缺。他们认为这项工作属于社会工作者或公共卫生领导者，而不是医生。尽管学校多次尝试解决问题，但很明显，需要更换主管领导才能挽救该计划。这个过程是痛苦的，许多人认为我们应该完全放弃这种努力，但我们的学术领导者致力于这种课程经历的重要性。继任主任是一位备受尊敬的初级保健医生，拥有医学博士和公共卫生硕士，他"言行一致"。在第二年中，主要的成果包括让站点参与工作流程开发，以及让学生获得电子健康档案的访问权限，在档案里他们记录了与患者的会面。学生和研究中心的支持度有所提高，但该主管在那年后辞职离开。当学校考虑新的候选人时，他们意识到这个职位的成功人选不在于内容知识，而在于拥有沟通技巧、解决问题能力和系统思维。对于第三任主任，学校聘请了一位具有设计思维经验、较强的人际和沟通能力以及系统思维的急诊医师。他在这个职位上取得了巨大的成功，在整个事业内建立了联盟。最近，他优化了社区卫生工作者在这些站点与 COVID-19 患者沟通时的远程工作。随着该计划进入第四年，这种增值学生角色的最初愿景已成为现实，"相邻的可能性"不断扩大，增值角色可以在合适的人员到位的情况下向前发展。

框 12.2　联盟学校：罗杰斯·罗伯特·伍德·约翰逊医学院

运营的重要性："不要咬太大口"

在学术临床伙伴关系和负责任的照护组织结构中，将跨专业学习者嵌入照护协调团队的运营挑战是艰巨的。这些挑战强调了运营在任何增值计划实施阶段的关键作用。医疗 / 照护 / 药学 / 社会工作学生团队与一名护士照护协调员配对，负责照顾一名患有多种慢性病的社区居民患者。在第一次护士照护协调员和跨专业学习者团队访问后，学生团队将独立进行家访，目的是为照护协调"增值"。教育领导层低估了学校与卫生系统、学校与其他专业学校之间运作的复杂性，以及学校的临床活动运作与卫生系统合作伙伴的临床操作间的复杂性。继续第一个经验教训示例的主题，即人在运营中很重要，教育领导者发现一些照护协调员对承担教学角色不感兴趣，并认为学生是负担。美国医学会加速医学教育变革联盟资助团队没有充分认识到财务的细微差别、员工过于分散以及责任医疗组织的控制会阻碍联盟资助的教育活动的实施。医学院与其他卫生专业学校的领导层计划合作开展家访项目。然而，众多后勤问题使事情变得更加复杂。挥之不去的问题仍然存在："这是针对部分学生还是所有学生的？""这是一种独立的体验还是融入标准课程活动的体验？"以及"什么时间是适合所有学生、护士照护协调员的？最重要的问题是，这种项目对患者有效吗？"即使可供学生、教师和员工使用的《健康保险携带和责任法案》（Health Insurance Portability and Accountability Act，HIPAA）的平台的选择和实施也被证明是具有挑战性的。学习者担任增值角色的操作需求需要对基础设施进行大量投资。该计划为大多数学生、一些照护协调员和卫生系统财务带来了真正的好处。然而，增值角色以及在卫生专业学校和责任医疗组织中实现大规模可持续性和传播却受到运营挑战的阻碍。罗格斯大学已经取得了成功，将跨专业家访项目作为约三分之一班级学生的选择性项目，医学生和药学生团队会在家庭医生的督导下在医学院的家庭实践中实习。

框 12.3   联盟学校：罗杰斯·罗伯特·伍德·约翰逊医学院

战略的重要性："沟通永远不能过度"

罗杰斯·伍德·约翰逊医学院启动了另一个增值项目，其最终目标是通过在"以团队策略增进表现和患者安全"（team strategies to enhance performance and patient safety，TeamSTEPPS）中培训所有医学生、骨干教师和卫生系统工作人员，系统地改善卫生系统中的团队合作[21]。学校乐观地设想医学生将以系统化基于证据的团队策略，如简报、汇报、领导力和沟通策略，扮演变革推动者的增值角色[21]。在认识到需要让学生为卫生系统和未来的实践做好准备的情况下，学校做出了影响更大的卫生系统变化的决定，而不是将这一团队合作项目放到医学生培养环境中。学校寻求改变卫生系统的策略，但在制定策略时，低估了现实的惯性及其阻力。在与合作伙伴规划后，未能传达变革愿景并实施项目，且低估了卫生系统的多种非线性、不可预测、自组织力量的复杂性。学校未能充分促进有效团队合作培训所需的文化变革。这不仅仅是"文化"。为了有效地转变系统并创造增值角色，医学教育项目需要改变组织文化和习惯，这是一个根深蒂固且难以改变的有倾向的系统，它组织了个人感知社会的方式[22-23]。学校的目标是创建和维持一个充满活力和相互尊重的学习实践共同体，但最初未能与合适的人共同创建一个共同的愿景。教育和卫生系统领域（包括质量控制官员和安全官员）未能及早有效地进行沟通，导致对 TeamSTEPPS 概念产生重大误解。教育领导和学校教职人员并未完全获悉医院正在启动另一项质量和安全举措。教师们怀疑团队合作培训能否提高生产力和患者安全。他们相信，这种培训和实践将为已经满载的临床、管理和学术负担再增加一件事。在 TeamSTEPPS 大师培训课程之后，员工使用团队合作策略的参与度很低。回想起来，该项目有两个关键的失败点：教育工作者未能与学校和卫生系统的质量和安全领导者共同制定愿景，以及未能广泛沟通以预测可能出现的问题。这些不足使医院在准备联合委员会门诊实践认证期间推出了一个增值项目，从而导致了组织中优先事项的竞争。汲取的经验教训为重症监护室的新 TeamSTEPPS 项目提供了信息，该项目让院校医学教育、毕业后医学教育和卫生系统充分参与。该项目的实施包括学生作为重症监护团队成员的增值角色，为重症监护病房提供了结构化的团队环境。该模型随后在应对 COVID-19 激增的过程中变得至关重要。

核心要点

1. 在制定增值系统学习角色的战略愿景时，考虑当前存在的机会以及如何使医学生的教育目标与卫生系统优先事项保持一致是至关重要的。

2. 愿景一旦确定，就应简洁、连贯地向他人阐述。所有利益相关者群体都应参与到愿景调整中，并能够参与到定期的双向沟通当中。

3. 制定计划以创建支持愿景的架构、技能、系统和领导力，并与利益相关者合作，确定其他障碍和可能的解决方案以帮助计划的执行，这一点是非常重要的。

4. 运营需求、充足的基础设施和人力资源都不容低估，稳定的资金来源将为项目提供更大的成功可能性。

进一步思考的问题

1. 你将使用哪些方式向利益相关者传达你的愿景？

2. 你需要获得或开发哪些资源才能取得成功？

3. 为了促进行动，你需要克服哪些障碍？

注释参考文献

Gonzalo JD, Lucey C, Wolpaw T, Chang A. Value-added clinical systems learning roles for medical students that transform education and health: a guide for building parnerships between medical schools and health systems. *Acad Med*. 2017;92(5):602–607. https://doi.org/10.1097/ACM.000000000001346.
    Gonzalo 等将医学生创建增值系统学习角色的过程，放在了科特提出的组织变革八步法和科恩提出的课程开发六步法的框架内解释。宾州州立医学院和加州大学旧金山分校医学院这两所医学院用类似的方式使用了这些框架，为发展教育和临床单位之间的合作提供了内部有效性。这8 个策略包括从建立医疗卫生系统和教育机构之间的共享模型到角色的实施、评估和可持续性以及实际问题的方方面面。它们为考虑发展这些角色的学校提供了一份路线图。

Gupta R, Arora VM. Merging the health system and education silos to better educate future physicians. *JAMA*. 2015;314:2349–2350.

在这篇观点文章中，Gupta 和 Arora 强调了临床学习环境对培训者行为的重要影响，并提出了一些步骤，以开创医疗卫生系统和医学教育之间的合作，以便"医学中心能够实现它们的双重使命，即提供高质量照护并为新的基于价值和群体健康的照护模式培养下一代医生"。这篇文章也提到了医学生或住院医师的"桥梁角色"，并探讨了这些角色所带来的价值。

参考文献

1. Frenk J, Chen L, Bhutta ZA, et al. Health professionals for a new century: transforming education to strengthen health systems in an interdependent world. *Lancet*. 2010;376:1923–1958.

2. Gonzalo JD, Dekhtyar M, Hawkins RE, Wolpaw DR. How can medical students add value? Identifying roles, barriers, and strategies to advance the value of undergraduate medical education to patient care and the health system. *Acad Med*. 2017;92:1294–1301.

3. Gonzalo JD, Lucey C, Wolpaw T, Chang A. Value-added clinical systems learning roles for medical students that transform education and health: a guide for building parnerships between medical schools and health systems. *Acad Med*. 2017;92(5):602–607. https://doi.org/10.1097/ACM.000000000001346.

4. Kern DE, Thomas PA, Hughes MT. *Curriculum Development for Medical Education: A Six-Step Approach*. 2nd ed. Baltimore, MD: Johns Hopkins University Press; 2009.

5. Kotter JP. *Leading Change*. Boston, MA: Harvard Business Review Press; 2012.

6. Accreditation Council for Graduate Medical Education. Clinical Learning Environment (CLER). https://www.acgme.org/What-We-Do/Initiatives/Clinical-Learning-Environment-Review-CLER. Accessed January 13, 2021.

7. Gupta R, Arora VM. Merging the health system and education silos to better educate future physicians. *JAMA*. 2015;314:2349–2350.

8. Stewart T, Wubenna ZC. A systematic review of service-learning in medical education: 1998–2012. *Teach Learn Med*. 2015;27(2):115–122. https://doi.org/10.1080/10401334.2015.

1011647.

9. Gylys R, Rosenwohl-Mack S, Pierluissii E, Hoffman A. Assessing contributions of value-added medical student roles. *Med Teach*. 2020. https://doi.org/10.1080/0142159X.2020.1755634.

10. Wartman SA. The empirical challenge of 21st century medical education. *Acad Med*. 2019;94:1412–1415.

11. Edwards RA, Venugopal S, Navedo D, Ramanii S. Addressing needs of diverse stakeholders: twelve tips for leaders of health professionsl education programs. *Med Teach*. 2019;41:17–23.

12. McDermott C, Shank K, Shervinskie C, Gonzalo JD. Developing a professional identity as a change agent early in medical school: the students' voice. *J Gen Intern Med*. 2019;34:750–753.

13. Kauffman S. *At Home in the Universe: The Search for the Laws of Self-Organization and Complexity*. New York, NY: Oxford University Press; 1995.

14. Johnson S. *Where Good Ideas Come From*. New York, NY: Riverhead Books; 2010.

15. Leep Hunderfund AN, Starr SR, Dyrbye LN, Gonzalo JD, Miller GP, Morgan HK, et al. Value-added activities in medical education: a multi-site survey of first- and second-year medical students' perceptions and factors influencing their potential engagement. *Acad Med*. 2018;93:1560–1568.

16. Gonzalo JD, Wolpaw T, Wolpaw D. Curricular transformation in health systems science: the need for global change. *Acad Med*. 2018;93:1431–1433.

17. Borkan JM, George P, Tunkel AR. Curricular transformation: the case against global change. *Acad Med*. 2018;93:1428–1430.

18. Gonzalo JD, Thompson BM, Haidet P, Mann K, Wolpaw DR. A constructive reframing of student roles and systems learning in medical education using a communities of practice lens. *Acad Med*. 2017;92:1687–1694.

19. Gonzalo JD, Davis C, Thompson BM, Haidet P. Unpacking medical students' mixed engagement in health systems science education. *Teach Learn Med*. 2020;32:250–258.

20. Gonzalo JD, Ogrinc G. Health Systems Science: The "broccoli" of undergraduate medical student education. *Acad Med*. 2019;94:1425–1432.

21. Agency for HTeamSTEPPS. https://www.ahrq.gov/teamstepps/index.html. Accessed January 13, 2021.

22. Wikipedia. Habitus. https://en.wikipedia.org/wiki/Habitus. Accessed January 13, 2021.

23. Balmer DF, Richards BF, Varpio L. How students experience and navigate transitions in undergraduate medical education: an application of Bourdieu's theoretical model. *Adv Health Sci Educ Theory Pract*. 2015;20(4):1073–1085.

第 13 章

提升和拓展角色增值

Jesse M. Ehrenfeld，Brian J. Miller

学习目标

1. 解释一种随着时间推移迭代和拓展增值角色的方法。
2. 描述增值角色提升的障碍。
3. 明确锚定方法（anchoring approaches）在组织文化中的重要性。

提纲

本章提要

    在本章，我们描述了医学教育面临的长期可持续性挑战，讨论了在整合学生增值角色时利益相关者观点的重要性，以及克服这些阻碍活动长期运行和发展的策略。通过了解当前的背景和挑战，本章对变革管理策略的讨论，将指导读者如何提升和维持增值角色。

引言

    随着政策专家对联邦政府资助毕业后医学教育（graduate medical education，GME）提出质疑[1]，医学学术中心（academic medical centers，AMCs）和医疗组织面临的经济下行压力仍然存在[2]，迫使 AMCs 和上位医疗系统考虑新的融资和支付模式。随着压力的增加，传统的保护型院校医学教育（undergraduate medical education，UME）模式也开始受到攻击。AMCs 正在探索医学生的增值角色，拓展传统的院校医学教育（UME）角色，以支持机构的教育和运营双重使命。这些日益增长的贡献正在演变为价值方程的一个重要组成部分，将使医学教育得以生存并随后蓬勃发展，为医学生提供新的实践学习和成长机会。

　　基于此框架，在本书最后一章，我们总结了提升和拓展增值角色的策略。根据科特的变革管理步骤[3]和科恩的课程开发步骤的范式[4]，我们关注组织如何在实施过程中产生短期胜利，以及巩固这些成果，并同时进行评估和反馈，最终将这些新的教育方法融入组织文化中。

医学学术中心：处境艰难的现状

　　一个医学学术中心（AMC）的特有使命是聚焦于教育、医疗和科研，但这也使整个医学学术中心（AMCs）容易受到各种外部风险的影响。领导者面临着多方面的融资和运营挑战，外界要求不断提高科研生产力，同时研究人员却难以获得联邦研究资金[5]；而医学生和毕业后学员正逐渐演变为学习者以外的附加补充角色，成为了雇员[6]和消费者。

　　传统上，医学学术中心最高运营结构之一是向患者提供高超的、专业的医疗服务。但随着医疗费用报销面临越来越大的下行压力，运营一个医学学术中心所需的成本会对其他非临床任务（医学教育和科研）造成额外压力[7]。这在付款人组合（payer mix）更多地倾向政府赞助的医疗保险（即医疗保险 Medicare 制度和医疗补助 Medicaid 制度）系统中往往尤为严重，因为政府支付的费率较低[8]。无论是在院校医学教育还是毕业后医学教育的层面上，医学教育融资机制的固有问题还会进一步加剧这些资金挑战。院校医学教育融资挑战包括几十年来依赖"现收现付"的体系问题[9]，而毕业后医学教

育融资挑战主要集中在多年来未能恰当调整的固定联邦支付上[10]。

　　除了面临为医学生创建增值角色而带来的财务挑战外，医学学术中心还面临一系列运营相关的挑战。其中包括必须提高病例数量和增加相对价值单位（relative value units，RVUs）的接诊量压力，因为很少有医学学术中心真正过渡到参与定额商业保险模式，这种定额商业保险模式并不是按照每项服务的具体费用收费，而是按照患者固定的支付金额提供医疗服务[11]。大多数医院和医疗系统参与的资本化模式，医疗系统的市场影响力有限，无力反对其参与的资本化模式（例如，医疗补助管理模式）。此外，增加医学学术中心的质量报告要求和其他项目指标的考核，导致运营领导面临的行政负担不断增加[12]。最后，"患者即消费者"运动使这些挑战变得更加复杂，在这项运动中，公开获得的评级和分数越来越多地与医疗偿付挂钩。

　　除了抑制学生增值角色发展的运营挑战外，科研生产力受限的行政、财务和运营现实也是一个额外的问题。随着科研资助时间（以获得 R 系列联邦拨款①为衡量标准）的延长，联邦拨款资助科研工作的有限资金池也面临着日益激烈的竞争。同时还需要面对日益增长的间接成本，这些成本最初不包括在美国国立卫生研究院（National Institutes of Health，NIH）拨款[13]中，现在平均占资助金额的 52%[14]。而且还要面对出版学术作品作为市场差异化的压力[15]，他们需要通过发表高质量的学术作品来在同行中建立声誉和地位。此外，由于这些运营和财务压力，医学学术中心的教职员工从事科研的

---

　　①　R 系列联邦拨款（R-series federal grants）是指美国国立卫生研究院（NIH）下拨的一类科学研究经费。这些经费通常用于支持独立研究项目，涵盖了从基础科学到临床研究的各个领域。在 NIH 的拨款体系中，R 系列拨款通常是指特定类型的研究项目，例如 R01、R21 等。这些拨款项目通常与研究人员的科学成就和研究计划的质量相关联，是科学界中备受追捧的研究资金来源之一。——译者注

时间正在减少。

最后，我们必须提到医学教育方面的挑战，这些挑战可能会妨碍学生增值角色的增长和可持续性。通常情况下，仅有少数 AMC 教师能够全面融入、了解并完全致力于课程改革的实施。学生们经常报告说，他们的导师和临床教师似乎与他们课程的教学目的脱节，在最糟糕的情况下，他们甚至公开反对这些变化或课程理念[16]。随着越来越多的机构致力于推进课程创新（例如使用虚拟解剖工具[17]、基于问题的学习、电子健康记录的整合和远程医疗工具的实施），这些挑战更会加剧。此外，许多学生越来越把自己视为消费者，而不是学习者。所有这些特点对增加和维持学生增值角色的实施构成了重大挑战。

利益相关者视角的重要性

在考虑拓展和整合医学生的增值角色时，思考两个关键利益相关者群体的不同需求是有帮助的：教师和学生。一方面，教师通常寻求能够支持增加临床量、提高质量、降低成本、增加患者满意度，并推动临床研究议程（例如，促进患者参与试验）的角色。另一方面，学生通常关注如何满足所需课程的最低要求，以便进入下一个阶段的正式培训。正如前文所述，非正式或"非讲授"课程（"unspoken" curriculum）极大地影响了参与活动（无论是必修还是其他活动）的价值认知，包括本文讨论的增值角色的价值认知。在医学院的早期阶段，许多学生对自己的长期职业方向有着清晰的理解，即使他们在专业选择上还没有确定。他们可能希望从事基础或临床研究，或发展卫生政策、倡导、管理和创业相关的技能。当增值角色能够满足学生和教师的个体需求时，这些增值角色才更有可能实现可持续发展。

正如在前几章中讨论的，医学学术中心应该考虑多种增值模式，包括将学生定位为：①临床医生；②研究员；③教育者；④管理者。本文中的许多例子强调了临床角色，包括通过整合工作流程支持提高临床工作量，并随着时间的推移逐步独立完成任务。其他策略包括划分特定任务，通常可以在早期培训阶段分配，例如承担观察员、采集病史、检查员或文书的职责。本文中的其他示例也展示了学生参与项目并创建价值的经验，包括参与质量改进或系统重新设计项目。

作者对科研领域的增值角色关注有限，但这些角色同样具有重要价值。这些角色包括基础科学活动、临床研究以及卫生服务和政策研究中的角色。他们可以从在项目管理方面提供有限的帮助，到独立设计和执行一个完整的项目。还有许多机会可以提供监管支持和数据分析，为学术写作做出贡献，或作为政策制定的共同贡献者。也有一些情况下可以创建增值角色，将资助项目开发与"你做了工作，你就获得学分"的民主方式联系起来，可以让学生参与活动，包括担任共同调查员等活动。许多学生参与卫生系统科学相关的项目，涉及现有工作流程的运营分析、新工作流程的设计，或者预测运营、客户和财务影响。每一个活动都将一线的临床医生与卫生系统的领导层联系起来。已经有很多示例表明，学生在政策研究和倡导方面提供了价值，包括问题界定、与利益相关者的互动、解决方案设计、直接实施，或支持其他地方、州和联邦层面的相关行动。

我们还需要明确提到医学生的增值教育角色。由于认证要求，学生通常会深度参与课程反馈和重新设计。然而，越来越多的机构已经让学生主导毕业后调查，评估课程的经济效益，并（或）分析学生学费使用情况，提出课程改进建议。

克服障碍：提升和拓展增值角色的策略

鉴于医学学术中心面临的诸多挑战、各方利益相关者的需求以及多样化的增值角色，现在提出一组针对克服这些障碍的具体策略，以期提升和拓展增值角色。思考如何通过发展短期胜利、巩固成果、评估和反馈以及转变和利用组织文化等方式来提升和维持变革的效果。

短期胜利

我们不能过分强调规划、实现并庆祝短期胜利的重要性。随着时间的推移，教育方法的变革嵌入和维持将需要长期和艰巨的努力。但这些努力往往受到许多因素的威胁，这些因素可能会破坏教育变革。因此，需要将短期胜利视为整体实施策略的一部分，通常可以向利益相关者强调所付出努力的即时价值，同时继续朝着可持续融合的长期目标努力，这是多个医学中心执行的策略[18]。

根据科特的观点，这些短期胜利至关重要，有 6 个关键原因。第一，向其他人证明了付出的努力是值得的。第二，通过承认参与者的贡献来奖励他们。第三，随着阶段性的胜利和对前进道路的清晰认识，它们有助于调整整体策略。第四，限制了其他人进一步阻止项目的能力。第五，向利益相关者展示了项目正在按计划进行。第六，使项目中的利益相关者获得动力。

短期胜利是一个重要的工具，必须有意识地去规划，并不是偶然就可以获得的。最关键的在于，不能以牺牲长期目标或危及整体方法为代价来追求短期胜利。短期胜利为实施过程增加了可信度，并让利益相关者有信心减少持续存在的反对意见。

巩固成果

尽管短期胜利对于建立动力至关重要，

但我们必须保持谨慎，不要过早庆祝。相反，要及时巩固已经取得的成果，并继续迭代改进和完善实施。如果过于着急庆祝短期胜利，可能会激发本来并不明显的阻力。

随着整合医学生增值角色的新方法不断扩增，我们不能在该变革完全融入整个卫生系统或合作伙伴组织之前放松努力。如果出现这种情况，关键的动力很可能会丧失，进展将会消失，最糟糕的情况是项目会恢复到最初的状态。对于学生的新增值角色和整合的新方法，都应视为不稳定的进展，直到它们完全和彻底地得以落实。

值得注意的是，复杂组织的变革通常存在多个依赖关系。例如，将学生安置在特定环境中执行特定任务，可能需要调整其他学习者、教师、员工甚至患者的工作流程。在大多数情况下，这些依赖关系对一些群体有利，但并非所有群体都能从中受益。事实上，通常会给其他受到变化影响的群体带来不利或负担。了解这些依赖关系对于领导者来说至关重要，以便为所有受活动影响的利益相关者和群体找到激励和鼓励他们的方法。

评估和反馈

此时，获取反馈和进行项目评估以进行迭代改进至关重要。创造更多而不是更少的变化是成功的标志。这使得更多的利益相关者能够参与工作，随着他们对项目活动的认可而增加动力。虽然迭代变化很重要，但项目领导者需要对活动目标保持清晰的愿景，在进行更改、增加额外人员、招募潜在新站点或开展新活动的同时不失焦点。在这个阶段，识别之前描述的那些不是必需或关键的依赖关系，并考虑消除它们，这也是有帮助的。同时，简化流程也有助于长期采用、可持续性和成功。理想情况下，随着进一步的变化和融入，该项目不再被视为新颖或新奇，而是成为学生学习和贡献的标准方法。

转变和利用组织文化

为了将新的医学生角色制度化，就要确保其贡献和活动与我们的组织文化相一致，这对于促进学生增值角色成为常态化至关重要。与组织价值观不一致的新方法将难以融入和持续发展。如果不一致，就可能需要随着时间的推移而进行文化转变。

一旦出现新的活动，让个体接触到新颖的方法并经历了调整，组织内部的文化转变就有可能发生。只有当这些"新"活动成为常态时，文化才会发生转变。这通常需要较长的时间，尽管组织文化的这种转变进展缓慢，但具有变革性。因为它们第一利用了整个组织中的集体行动，第二使活动在没有刻意努力的情况下发生。这就减少了个体阻碍努力的可能性。

拓展和维持变革

在成功实施和长期采用新的增值角色之后，可以将项目扩展到其他学习者和领域。在考虑跨其他群体拓展努力的方法时，可以考虑多种方法。学术共同体可能是一个有用的策略。这些项目领导者和利益相关者的定期聚会，使他们能够在持续的对话中分享经验，这对于保持动力并在最初的项目领导者之外获得更多的认同是有价值的。

将活动有意识地与机构优先事项对齐也是一种重要的工具。例如，如果一个机构在患者健康促进和社区流感疫苗接种率方面有共同目标，就可以将增值角色与该目标联系起来。学生可以参与质量改进项目，与技术公司合作创建自动化的短信和电话，提醒未接种疫苗的患者；与零售连锁店合作设立社区疫苗接种诊所，或者在手术患者进行手术时为其家属提供疫苗接种，因为这些家属此时是被动受众。

结论

最后一章概述的概念旨在帮助创新者提升和拓展增值角色。在实施过程中，制定一个明确且及时的计划，以产生短期胜利，巩固这些成果，同时开始评估和反馈，并最终将这些新的教育方法纳入组织文化中，这些都是有用的方法。教育工作者必须认识到并强调需要明确和调整增值角色，使这些增值角色与学生的兴趣和长期职业目标保持一致。此外，为了保持可持续的发展，增值角色与临床工作流程的紧密结合至关重要。新增值角色的成功需要同时利用正式和非正式课程。同时完成这两种课程的增值角色最有可能产生影响。

核心要点

1. 目前的医学教育融资模式和支持医学学术中心的模式正面临巨大的财务压力。

2. 理解医学生增值角色如何与机构关键利益相关者的需求相一致，这对于实施工作的长期可持续性至关重要。

3. 在实施过程中，组织可以产生短期胜利，巩固这些成果时，要同时开始评估和反馈，并最终将这些新的教育方法纳入组织文化中，这与科特和科恩所阐述的模式相一致。

进一步思考的问题

1. 如何辨别一项变革或新活动成功融入组织文化？

2. 在卫生专业或医学以外的其他领域持续和扩展努力的步骤是什么？

注释参考文献

Grischkan JA, Friedman AB, Chandra A. Moving the financing of graduate medical education into the 21st century. *JAMA*. 2020;324(11):1035–1036.

本文描述了自 20 世纪 80 年代以来美国联邦政府资助毕业后医学教育融资的主要方法，描述了联邦政府的直接和间接资助方式。作者概述了毕业后医学教育培训项目如何为教学医院带来利润，以及为什么教学医院在没有联邦资助的情况下愿意扩大住院医师职位。然后，文章描述了如何改革毕业后医学教育融资方式，以实现对当前 GME 融资方式受影响者的更大利益。

Gonzalo JD, Lucey C, Wolpaw T, Chang A. Value-added clinical systems learning roles for medical students that transform education and health. *Acad Med*. 2017;92(5):602–607. https://doi.org/10.1097/acm.0000000000001346.

这篇文章对科特的变革管理模型和科恩的课程开发六步法提供了非常有用的概述。作者提供了在他们各自机构中将这些框架应用于整合医学生增值角色的示例。

Stimpson JP, Li T, Shiyanbola OO, Jacobson JJ. Financial sustainability of academic health centers: identifying challenges and strategic responses. *Acad Med*. 2014;89(6):853–857.

这篇文章讨论了医学学术中心在培训医护人员和为最复杂且资源最匮乏的患者提供服务方面所起的重要作用。作者描述了医学学术中心面临的特有的财务挑战，并讨论了在《平价医疗法案》（the Affordable Care Act）背景下实施的改革如何给学术中心带来额外的财政压力。本文对当前的挑战进行了有益的回顾，并总结了潜在的解决方案。

参考文献

1. Grischkan JA, Friedman AB, Chandra A. Moving the financing of graduate medical education into the 21st century. *JAMA*. 2020;324(11):1035–1036.
2. Stimpson JP, Li T, Shiyanbola OO, Jacobson JJ. Financial sustainability of academic health centers: identifying challenges and strategic responses. *Acad Med*. 2014;89(6):853–857.
3. Kotter JP. *Leading Change*. Boston: Harvard Business School Press; 1996.
4. Thomas PA, Kern DE, Hughes MT, Chen BY. *Curriculum Development for Medical Education: A Six-Step Approach*. 3rd ed. Baltimore, MD: The Johns Hopkins University Press; 2015.
5. Rockey S. Our commitment to supporting the new generation. https://nexus.od.nih.gov/all/2012/02/03/our-commitment-to-supporting-the-next-generation/. Published February 3, 2012. Accessed January 20, 2021.
6. Kesselheim AS, Austed KE. Residents: workers or students in the eyes of the law? *N Engl J Med*. 2011;364:697–699.
7. American Association of Medical Colleges. Advancing the academic health system for the future: a report from the AAMC Advisory Panel on Health Care. 2014. https://www.manatt.com/uploadedFiles/Content/2_Our_People/Enders,_Thomas/AdvancingtheAcademicHealthSystemfortheFuture_AAMC_Mar2014_Paper.PDF. Accessed January 20, 2021.
8. Lopez E, Neuman T, Jacobson G, Levitt L. How much more than medicare do private insurers pay? A review of the literature. *Kaiser Family Foundation*. Published April 15, 2020. Accessed April 24, 2021.
9. Sandson JI. A crisis in medical education: the high cost of student financial assistance. *N Engl J Med*. 1983;308(21):1286–1289.
10. Institute of Medicine of the National Academies. Graduate medical education that meets the nation's health needs. July 2014. https://www.ncbi.nlm.nih.gov/books/NBK248027/pdf/Bookshelf_NBK248027.pdf.
11. James BC, Poulsen GP. The case for capitation. *Harv Bus Rev*. August 2016.
12. Wilensky G. The need to simplify measuring quality in health care. *The JAMA Forum*. June 19, 2018.
13. National Institutes of Health. NIH history 2020. https://www.nih.gov/about-nih/who-we-are/history. Accessed January 20, 2021.
14. Ledford H. Keeping the lights on. *Nature*. 2014;515:326–329.
15. Budd JM, Stewart KN. Is there such a thing as 'least publishable unit'? An empirical investigation. *Libres*. 2015;25(2):78–85.
16. Wiggleton C, Petrusa E, Loomis K, et al. Medical students' experiences of moral distress: development of a web-based survey. *Acad Med*. 2010;85(1):111–117.
17. Ravindran S. Stanford students use new virtual dissection table to study anatomy. *Mercury News*. June 20, 2011. https://www.mercurynews.com/2011/06/20/stanford-students-use-new-virtual-dissection-table-to-study-anatomy/. Accessed January 20, 2021.
18. Gonzalo JD, Lucey C, Wolpaw T, Chang A. Value-added clinical systems learning roles for medical students that transform education and health. *Acad Med*. 2017;92(5):602–607.